社区卫生服务健康教育系列丛书

妇女保健小手册

主　编　张丽萍

副主编　杨　琳

主　审　鲍利琴　胡斌春

参编人员（按姓氏笔画为序）

孔杏丽　王东方　吴　瑛　张丽萍

浙江大學出版社

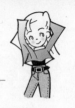

总序

  杭州市下城区是我省开展社区卫生服务比较早,取得社会成就比较显著的社区之一。2004 年获得了浙江省社区卫生服务示范区的光荣称号。取得成绩的原因,首先归结于下城区政府对于社区卫生服务的积极领导和务实工作。在创建"全国社区卫生服务示范区"的工作中,下城区政府及有关职能部门又认真对照创建工作的要求,不断加大创建力度,推出社区卫生服务新举措。其中以下城区区委书记为顾问,下城区卫生局和科技局组织编写的《社区卫生服务健康教育系列丛书》的出版,就是面向社区群众,普及社区卫生服务相关医学卫生知识,推进社区卫生服务健康教育的一大举措。

  "丛书"共有十个分册,围绕社区卫生服务的六大功能,编写了约 1500 个健康问题,近百万字,既有反映国内疾病医疗和保健方面的新知识,也有基层疾病控制方面的成功经验,内容非常丰富。"丛书"为社区卫生服务人员和广大群众提供了查找医疗卫生保健知识的方便。"丛书"的编写得到地方政府的极大关注和相关职能部门的支持,由有关专家和社区卫生服务第一线的医护卫生人员共同完成编写是其一大特色。全套丛书完稿后又请省内专家作了最后审定。

"丛书"的出版对下城区创建"全国社区卫生服务示范区",提高社区卫生服务健康教育水平有着非常积极的意义。期待着下城区卫生系统的领导和广大医务卫生工作人员,在区政府的积极领导下,在创建和深化"全国社区卫生服务示范区"的工作中不断总结经验,取得新的、更大的成绩。

李冬娟

2005 年 6 月 28 日

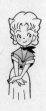

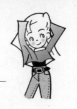

序

　　在深入开展保持共产党员先进性教育活动中,欣闻《社区卫生服务健康教育系列丛书》一套十册,经过编著者的辛勤劳动,今已正式出版,谨在此表示热烈的祝贺!

　　党的十六大明确了全面建设小康社会的奋斗目标和提高全民族的思想道德素质、科学文化素质和身体健康素质的要求。杭州市下城区在保持经济快速增长的同时,在建立适应新形势要求的卫生服务体系和医疗保健体系、提高城乡居民的医疗保健水平方面做了一些工作,并得到了中央和省、市领导的肯定与鼓励。2004 年底获得了 "浙江省社区卫生服务示范区"的光荣称号。在创建"全国社区卫生服务示范区"的工作中,我们也看到,社区群众的科学文化素质还有待提高,自我保健意识亟须加强,社区卫生服务"六位一体"的功能发挥还不够充分,社区的健康教育和健康促进工作还任重道远。积极深化和完善社区卫生服务是我们为民谋利、为民服务的实事之一。《社区卫生服务健康教育系列丛书》的出版非常及时,将有利于提高人民群众整体的健康水平,并为争创"全国社区卫生服务示范区"添砖加瓦。

2005 年 6 月 15 日

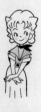

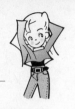

序

　　人的健康素质的提高与道德素质、文化素质的提高同样重要，维护健康既是经济发展的主要目的，也是促进经济发展的可靠保障。千百年来，人们一直在为促进健康、延年益寿而努力，同危害健康的各种因素作斗争。近年来，更有人提出了"奔小康，要健康"的口号。我们欣喜地看到，在党和政府的领导下，城市社区卫生服务在预防、保健、医疗、康复、计划生育技术指导和健康教育工作等六个方面都有了长足的进步，群众的健康素质正不断提高。

　　但是，我们也应清醒地看到，人们对健康和疾病的认识还存在一些误区或者盲区，部分居民群众当中还不同程度地存在一些不正确的认识和不健康的行为。这就需要我们加强宣传教育，进一步提高广大群众的健康意识和健康知识水平。健康教育正是达到这一目标的有效方法和手段。健康教育是"通过信息传播和行为干预，帮助群众掌握卫生保健知识，树立健康观念，自愿采纳有利于健康行为和生活方式的教育活动与过程。其目的是消除或减轻影响健康

FUNÜ BAOJIAN XIAOSHOUCE

的因素,预防疾病,促进健康和提高生活质量"。健康教育任重而道远。为此,我们组织有关专家和服务于社区卫生第一线的医务人员、健康教育人员和卫生行政管理干部,选择了传染病预防、妇女保健、儿童保健、老年保健、慢性病保健、家庭护理、营养、心理、康复与健身和应急救护等十个专题,以问答形式编写了这套《社区卫生服务健康教育系列丛书》,供社区居民、社区工作者、辖区单位工作人员和外来务工人员了解医学保健知识之用,也可作为社区卫生服务人员健康教育的参考资料。

由于编者的学识水平不一,以及健康教育的经验不足,不当之处在所难免,离群众的需求也会有一定距离,欢迎读者和有关专家批评指正。

杭州市下城区科技局为本书的出版提供了经费资助,谨在此表示感谢。让我们在政府各有关部门和社会各界的重视与支持下,以人为本,为进一步营造社区健康环境、提高居民健康素质而共同努力。

傅家谦

2005 年 6 月

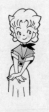

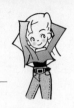

前　言

　　妇女保健工作是社区卫生服务中的重要组成部分,它根据女性生殖、生理的特点,以预防保健为中心,面向群体、面向基层,针对妇女一生中的不同阶段,运用多学科知识和技术,对妇女进行良好的健康保护和健康促进。

　　妇女保健小手册是社区卫生服务健康教育系列丛书中的一本。全书共分五个部分:青春期少女保健、育龄妇女保健、孕妇保健、产妇保健、围绝经期及老年妇女保健。本书根据人的生长周期,对女性在各个时期可能遇到的问题作了详细、通俗的解答,并在营养、活动与休息、计划生育、疾病的预防等方面进行了具体指导。

　　全书以问题的形式导入,方便读者查阅与理解,目的是向妇女和每个家庭普及有关保健知识。我们希望本书能成为真正方便、实用的手册,对社区每个家庭、特别是女性朋友有所帮助,并对广大妇女保健工作者有所启迪。

编　者

2004 年 10 月

目录

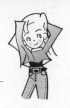

第一部分　青春期少女保健

1.女性生殖系统包括哪些/1

2.月经是怎样形成的/2

3.为什么常会发生月经失调/3

4.女孩子痛经怎么办/4

5.为什么月经期不可以盆浴、游泳/4

6.月经期可以运动吗/5

7.月经期在饮食上应注意什么/6

8.脸上为什么会长"痘"/7

9.洗脸时应注意什么/8

10.少女需要穿戴文胸吗/9

11.怎样才会有健美的身材/9

12.个子不高该怎么办/10

13.女性怎么会怀孕的/11

14.少女怀孕了该怎么办/12

15.什么是黄体破裂/13

第二部分　育龄妇女保健

16.近亲为什么不能结婚/14

17.婚前健康检查有必要吗/15

18.婚前健康检查的内容主要有哪些/16

19. 性卫生包括哪些方面 /17

20. 社区计划生育指导站的工作内容有哪些 /18

21. 新婚夫妇可以选择什么避孕方法 /19

22. 什么时候怀孕比较好 /20

23. 怀孕前应作哪些准备 /21

24. 什么是基础体温 /22

25. 不孕都是因为女方有问题吗 /23

26. 什么是试管婴儿 /24

27. 什么情况下可以放环 /25

28. 放环后应注意哪些问题 /25

29. 服避孕药期间发生出血怎么办 /26

30. 服避孕药为什么会出现停经现象 /27

31. 避孕套滑脱或破裂怎么办 /28

32. 安全期避孕可靠吗 /29

33. 采取避孕措施的女性若想怀孕该怎么办 /30

34. 什么是药物流产 /30

35. 药物流产对身体无影响的说法对吗 /31

36. 绝育手术对身体有影响吗 /32

37. 月经期可以吃滋补品吗 /33

38. 月经推迟了怎么办 /34

39. 月经量多是什么原因 /35

40. 月经中期阴道流血需要治疗吗 /36

41. 月经期可以性交吗 /37

42. 育龄妇女痛经是什么原因 /37

43. 什么是卵巢功能早衰 /38

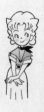

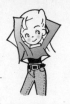

44.怎样预防妇科炎症/39

45.什么样的白带是正常的/40

46.为什么会有外阴瘙痒/41

47.每天清洗外阴需要用消毒液吗/42

48.白带多时自己阴道塞药可以吗/43

49.出现血性白带是患肿瘤了吗/44

50.阴道炎为什么会反复发生/45

51.什么是宫颈糜烂/45

52.下腹疼痛是什么原因/46

53.怎样知道是否患了子宫肌瘤/47

第三部分 孕妇保健

54.怎样知道自己可能怀孕了/48

55.尿检提示怀孕后还要做妇科检查吗/49

56.围生期保健程序是怎样的/49

57.早孕建卡时医生会问哪些问题/51

58.怎样推算预产期/52

59.早孕建卡需做哪些检查/53

60.每次产前检查的内容有哪些/53

61.高龄初产者很危险吗/54

62.血型不合是怎么回事/55

63.生男生女由谁决定/55

64.先天性疾病和遗传性疾病有什么不同/56

65.怀孕期间可以做B超检查吗/57

66.不在预产期这一天分娩正常吗/57

目
录

67.为什么要测体重/58

68.血压升高有危险吗/59

69.骨盆径线小只能剖宫产吗/60

70.孕妇贫血对自己、对胎儿有什么影响/60

71.预防贫血的方法有哪些/61

72.孕妇是不是吃得越多越好/62

73.孕妇感染乙型肝炎病毒会传染给胎儿吗/63

74.职业女性怀孕时应怎样保护身体/63

75.腹中胎儿是怎样长大的/65

76.怎样进行胎教/66

77.哪些原因可引起流产/67

78.出现先兆流产怎么办/67

79.停经后阴道流血就是先兆流产吗/68

80.减轻早孕反应的方法有哪些/69

81.怎样预防便秘/70

82.孕期下腹疼痛是什么原因/71

83.怀孕期间可以性交吗/72

84.怎样预防早产发生/72

85.腿脚浮肿需要看医生吗/73

86.孕妇腰背疼痛怎样预防/74

87.在家怎样纠正胎位/75

88.孕妇可以驾车或骑自行车吗/76

89.孕妇可以作哪些运动/77

90.怀孕期间怎样打扮自己/77

91.应准备哪些婴儿用品/78

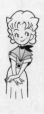

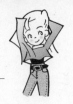

92. 针对分娩应作哪些准备 / 79

93. 什么时候去医院待产比较合适 / 80

第四部分 产妇保健

94. 阵痛开始后需要卧床吗 / 82

95. 破水了该怎么办 / 82

96. 分娩时如何"加油" / 83

97. 剖宫产比阴道分娩好吗 / 84

98. 分娩时为什么要做会阴切开术 / 85

99. 为什么会发生难产 / 86

100. 分娩后什么时候可以下床走动 / 86

101. 产后为什么还会发生腹痛 / 87

102. 产后什么时候恢复月经 / 88

103. 哺乳可以避孕吗 / 89

104. 产后多少时间恢复性生活 / 89

105. 恶露一直呈血性怎么办 / 90

106. 怎样预防产后排尿困难 / 91

107. 会阴护理的正确方法是怎样的 / 92

108. 月子里的产妇可以洗澡吗 / 92

109. 产妇可以看电视吗 / 93

110. 初乳可以吃吗 / 94

111. 什么是按需哺乳 / 94

112. 哺乳的姿势有哪些 / 95

113. 怎样才算母乳喂养有效 / 96

114. 影响乳汁分泌的因素有哪些 / 97

目
录

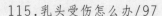

115.乳头受伤怎么办/97

116.怎样预防乳汁淤积/98

117.发热时可以哺乳吗/99

118.母乳不足怎么办/100

119.工作后怎样坚持母乳喂养/101

120.月子里产妇应该吃什么/102

121.产妇吃多少红糖较为适宜/103

122.产妇可以吃桂圆吗/103

123.产褥体操怎么做/104

124.产后用腹带可以帮助腹部恢复吗/105

125.怎样防止新生儿吐奶/106

126.如何预防红臀/107

127.怎样给婴儿换尿布及穿衣服/107

128.怎样给婴儿洗澡/108

129.新生儿皮肤发黄要送医院吗/108

130.新生儿体重怎么下降了/109

131.新生儿脐部潮湿怎么办/110

第五部分 围绝经期与老年妇女保健

132.什么是围绝经期/111

133.出现一阵阵的潮热怎么办/112

134.脾气急躁怎么办/113

135.月经紊乱需要看医生吗/113

136.为什么需要补钙/114

137.绝经后宫内节育器不取出可以吗/115

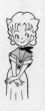

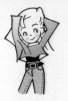

138.生活起居方面有什么需要注意的/116

139.晨练时应注意什么/117

140.年纪大了还需要修饰吗/118

141.为什么老年人易患阴道炎/118

142.为什么会有性交疼痛/119

143.绝经后再有阴道出血怎么办/120

144.什么是子宫脱垂/120

145.咳嗽时为什么会有尿液流出/121

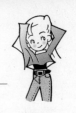

第一部分 青春期少女保健

1.女性生殖系统包括哪些

女性生殖系统包括内、外生殖器官及其相关组织。

女性外生殖器指生殖器官的外露部分,又称外阴。主要的组织器官有:①阴阜,即耻骨联合前面隆起的脂肪垫,青春期皮肤上开始生长阴毛,分布成尖端向下的三角形。②大阴唇,为靠近两股内侧的一对隆起的皮肤皱襞,当局部受伤时,出血易形成大阴唇血肿。③小阴唇,为位于大阴唇内侧的一对薄皱襞,表面湿润,富于神经末梢,故极敏感。④阴蒂,位于两侧小阴唇之间的顶端,阴蒂头富含神经末梢,极为敏感,有勃起的作用。⑤阴道前庭,为两小阴唇之间的棱形区,在此区域内,前方有尿道口,后方有阴道开口,还有前庭大腺。前庭大腺又称巴氏腺,位于大阴唇后部,性兴奋时分泌黄白色黏液,起滑润作用,正常检查时不能摸到此腺体。

女性内生殖器指生殖器官的内置部分,包括阴道、子宫、输卵管及卵巢。输卵管和卵巢常被称为子宫附件。阴道是女性的性交器官,也是排出月经和娩出胎儿的通道。

子宫是精子到达输卵管的通道,也是受孕后胎儿发育、成长之所在;从青春期到更年期,子宫内膜有周期性改变并产生月经;分娩时,子宫收缩促使胎儿及其附属物娩出。输卵管是精子与卵子相遇并结合成受精卵的部位。卵巢为一对扁椭圆形的性腺,产生卵子及性激素,成年女子的卵巢约 4 厘米×3 厘米×1 厘米大。

2.月经是怎样形成的

由于卵巢激素周期性变化引起子宫内膜周期性的脱落而导致子宫出血,从阴道流出,形成月经。

女孩进入青春期后,由于垂体分泌促性腺激素,卵巢内的原始卵泡开始发育,产生较多的雌激素,使子宫内膜逐渐增厚,腺体增多。生长过程中卵泡逐渐向卵巢表面移动,卵泡壁越变越薄,最后破裂。成熟的卵子随卵泡液流入腹腔,这一过程称为排卵。排卵后卵泡壁的破口很快修复,形成黄体。黄体可分泌雌激素和孕激素。孕激素和雌激素协同作用,使子宫内膜水肿,腺体增大并分泌糖原,称为分泌期改变。排卵后 9~10 天,黄体开始萎缩,随之孕激素及雌激素水平开始下降。当雌激素和孕激素水平降到很低时,子宫内膜血管收缩、痉挛,组织缺血、缺氧,继而发生缺血性局灶性坏死。于是,变性、坏死的内膜组织剥落与血液相混而排出,表现为月经来潮。

月经第一次来潮称为初潮。初潮年龄早的在 11~12 岁,晚的在 16~17 岁,但大多数在 13~15 岁之间。如果

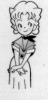

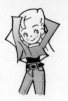

女孩不到 9 岁就来月经，或者 18 岁了还没有来月经，都是不正常的现象，应该去医院检查。

3.为什么常会发生月经失调

正常的月经有赖于下丘脑—垂体—卵巢轴的相互协调，只有当卵巢发育成熟后，定期排出卵子，月经才会定期来潮。而青春期女性卵巢尚未发育成熟，与下丘脑、垂体的协调关系尚未完善，常常不能按时排卵，故容易发生月经失调。

其中，以无排卵功能性子宫出血最为常见。这是因为如果卵巢功能不够健全，卵泡不能按时发育成熟、排卵，不能产生较高水平的孕激素；卵巢只能产生雌激素，刺激子宫内膜增厚，当雌激素水平下降时，子宫内膜就脱落出血，这就是无排卵性月经。少女初潮后的一年内，常有月经周期不准的现象。随着生长发育成熟，月经会逐渐调整，接近正常。

月经受卵巢激素控制，而卵巢功能又受神经系统和内分泌系统的控制。由于青春期的女孩比较敏感，当神经系统受到各种刺激，如考试、失恋、工作不顺利、突然受惊吓、精神紧张或心情长期不愉快等等，也会使卵巢功能发生紊乱，导致月经失调，甚至闭经。

4.女孩子痛经怎么办

有的少女在月经来潮之前或来潮时，会感到下腹部阵阵疼痛，严重时面色苍白，手足冰冷、出冷汗，甚至伴有恶心、呕吐、头痛等症状，这就是痛经。

发生痛经的根本原因在于子宫的收缩。比如寒冷刺激、剧烈运动以及月经前的紧张不安、担心或恐惧等都会引起子宫的收缩。虽然引起痛经的原因多种多样，但比较而言，精神方面的因素显得更重要些。因此，要坦然面对月经，保持乐观的态度，即便曾经发生过痛经，也要避免在月经来前给自己以疼痛的心理暗示。若我们能保持平静和愉快的心情，子宫也就安静下来，疼痛自然也就可以减轻了。

应该提醒的是，经期要避免剧烈活动和过度疲劳，防止受寒，不洗冷水澡，不用冷水洗脚，注意经期卫生和经期保护。轻度腹痛时可喝些生姜红糖茶，也可以用手按摩，并用热水袋等热敷腹部，这种痛经常随着生育而自动缓解或消失。另外，适当的休息也会有帮助。若疼痛剧烈时，也可以服用一些药物，比较常用的如阿托品或止痛片。

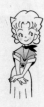

5.为什么月经期不可以盆浴、游泳

正常青春期少女，对病原体的侵入有自然防御功能。例如，阴道口闭合；阴道前后壁紧贴；阴道上皮细胞较厚；

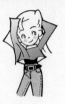

阴道保持酸性，使适应碱性环境的病原体的繁殖受到抑制；子宫颈管的黏液可以阻挡细菌侵入，等等。月经期间身体抵抗力减弱，子宫颈口微开，子宫内膜脱落形成伤口；加上阴道酸性降低，细菌很容易乘机入侵；子宫内膜剥脱面适宜细菌生长，容易造成子宫感染。月经期间洗澡应该洗淋浴，千万不能游泳和洗盆浴，以免外阴、阴道皱襞中的细菌随水流入阴道，甚至进入子宫腔造成感染。

良好的卫生习惯，对于增进身体健康，预防疾病都有密切关系。月经期间每天要用温水擦洗外阴部，应一人一盆一水，用清洁的温水，洗脚与洗阴部的盆应分开。内裤最好能用全棉织物，清洗干净，多晒晒太阳，因为紫外线有杀菌作用。

6.月经期可以运动吗

月经是一种生理现象，一般没有什么痛苦和特别不舒服的感觉。虽然有些人有腰酸、腹胀及腹部下坠等轻度不适，或出现困乏无力、容易激动等现象，但这些都是正常的生理反应。月经期间完全可以参加适当的运动。而且，体育锻炼能够有效地改善和提高人体的机能状态，特别是改善盆腔内生殖器官的血液循环，减少充血，也可以使腹肌和盆底肌肉得到收缩和舒张，有利于经血的排出。

但月经期间运动应注意以下几点。

(1)减少运动量。宜参加一些平时经常练习的运动项目，如慢跑、体操、打拳、乒乓球、羽毛球等运动。缩短锻炼的时间,放慢速度,达到放松肌肉的作用。

(2)在经期要注意避免进行剧烈的、高强度的或震动大的跑跳动作,如长跑、跳高、跳远、高低杠等运动,也不宜进行俯卧撑、哑铃等增加腹压的力量型锻炼。

(3)避免参与各种水中运动。不要参加跳水、游泳和水球等运动,也不宜用冷水洗澡、洗脚。

(4)月经期不宜参加竞争激烈的体育比赛,否则容易产生内分泌功能紊乱、腹痛、经量过多或过少等月经失调的现象。

7.月经期在饮食上应注意什么

月经来潮期间,人体会受到一定的影响,比如抵抗力降低,情绪容易波动,烦躁,焦虑,有的人可出现食欲差、腰酸、疲劳等症状。因月经失血,使体内的铁元素丢失较多,在饮食方面应注意以下几点。

(1)多吃清淡的食物。经期盆腔充血,若再受食物刺激,易造成经血量多、经期延长、痛经等症状。经期人常感到疲劳,食欲欠佳,应选择新鲜、清淡易消化的食物为宜。

(2)忌食生冷食物。经期食生冷之物,一则伤脾胃,不利于消化,二则可造成经血过少,甚至痛经。即使在酷暑盛夏季节,经期也不宜吃冰淇淋及其他冷饮。饮食以温热为宜,以利于气血运行畅通。

(3)多吃润肠通便的食物。多吃新鲜蔬菜、水果、花生、植物油及蜂蜜等润肠通便之物,同时多喝水,帮助消

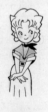

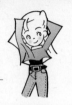

化,使大便通畅。而酸涩的食物具有收敛的作用,易引起盆腔充血,应不吃为宜。

(4)补充铁质,少喝饮料。每次月经中要流失铁15~50毫克,需要从饮食中补充。鱼类和各种动物肝、血、瘦肉、蛋黄、豆制品等食物含铁丰富,可适当选择食用。而饮料中多含有碘酸盐,能与人体的铁发生化学反应,将有用的铁变成无用的废物,所以应少喝饮料。

8.脸上为什么会长"痘"

痤疮,俗称粉刺或青春痘,是青春期常见的皮肤病。由于青春发育期卵巢和肾上腺的机能活跃,体内雄激素急剧增加,使皮脂腺过度发育和分泌,排泄不畅,聚积在毛囊内,与浓稠的皮脂混在一起,形成干酪样物,堵塞毛囊。如遇细菌入侵,便会引起毛囊及毛囊口周围皮肤发炎,形成一颗颗米粒、黄豆大的疙瘩,其顶端有一黑点,挤压时可有乳白色豆腐渣样物质排出,这就是痤疮。

此外,消化不良、便秘、食用过多高脂食物和甜食、使用油脂类化妆品、遗传因素、精神紧张等等,均可诱发痤疮或使病情加重。

痤疮是青春发育期的暂时现象,随着青春发育的完成,常会自然减轻和消退,不必为此焦虑。痤疮一般不需要治疗,如果症状较严重,就要引起重视。处理不当便会留下后患,造成面部麻点或疤痕而影响美容。

痤疮应积极防治。第一,注意皮肤的清洁,经常清洗,不要用过烫的水和刺激性太强的香皂洗脸，少用油性化妆品；出现痤疮时不要用手去挤压，以免发炎，留下瘢痕。第二，要均衡饮食，多吃清淡的食品，少吃脂肪食品和甜食以及辛辣食品。第三，平时应保持乐观的情绪，心情舒畅，保证充分的休息和充足的睡眠。

9.洗脸时应注意什么

洗脸是保养皮肤的第一步。洗脸时皮肤最外一层的角质层细胞胀大，于是沉积在皮肤上的灰尘、泥垢、油渍和汗渍等就被洗掉了，脸部经过轻轻搓擦，不仅能够促进血液循环，增强新陈代谢，还可以改善皮肤张力，并使之得到滋润。

掌握正确的洗脸方法是预防和治疗青春痘很重要的一环。洗脸水应选择40℃左右的温水，用双手清洗，切勿用毛巾用力在皮肤上搓揉，以免损伤皮肤。同时，洗脸应注意要自下而上，由中央向外部顺着肌肉生长的方向均匀用力。清洁皮肤时一般要使用清洁霜，然后用中性的洗面奶或香皂洗涤。皮肤彻底清洁后，可以用热水与冷水交替拍脸，以加速血液循环，增强皮肤抵抗力。最后，可用冷水敷脸，使毛孔收缩，以增强皮肤的弹性。然后用吸水性强的毛巾轻轻覆盖在脸部，吸去水分。

洗脸一般每日2~3次。清洁次数过多，会使皮肤表面无法形成正常的脂质膜，从而失去对皮脂分泌的抑制作用，致使皮脂分泌更多，造成恶性循环。

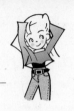

10.少女需要穿戴文胸吗

　　女孩子到了青春发育期,乳房迅速发育,构成了女性体型的曲线美。女性的乳房主要由乳腺管、乳腺泡和脂肪组成,因而乳房本身是没有支托作用的。乳房的发育,是一种正常的生理现象,应该任其自然发展。正在发育中的女孩,不需要戴乳罩(文胸),也不要穿紧身衣压迫乳房。待乳房发育到一定程度、基本定型时,则应该戴合适的文胸,使乳房得到支托。

　　戴乳罩不仅美观,而且有保护乳房的作用,保证乳房的血液循环畅通,防止运动时乳房震荡不定,保护乳头免受擦伤或触碰,并有防寒保暖的作用。晚间睡觉时应把文胸脱掉或松开,以免影响血液循环,妨碍呼吸,影响睡眠的质量。

11.怎样才会有健美的身材

　　年轻人总希望自己具有健康的体魄和健美的身材。

　　青春期是身体生长发育的第二个高峰期。这个时期,全身的各组织(肌肉、骨骼等)、器官(心、肝、肺、肾、脑等)迅速生长发育,也是少女精力最充沛、求知欲最强烈的时期,需要供给充足、全面的营养,以保证身体和智力的发育,切忌盲目进行节食、瘦身、减肥,不然,会给正在发育的身体造成危害。因为营养缺乏，导致贫血、乏力、记忆力减退、甲状腺机能亢进，重者引起内分泌功能失调，月经不调、闭经，还会影响生育。

想要有健美的身材，应在平衡膳食的基础上，加强持之以恒的体育锻炼。特别应加强骨骼与肌力的锻炼，使骨骼和四肢肌力得到充分发展，加速骨骼的骨化进程，促进身材的增高和体质的增强。并且要注意培养正确的身体姿势，同时可多开展体操、舞蹈、韵律操等活动，促进体态的协调、端庄和健美。

12.个子不高该怎么办

一个人的身高受许多因素的影响。首先是种族和父母遗传因素的影响，遗传是决定身高的潜在因素，后天因素也不容忽视。

(1)均衡营养是长高的第一步。足够的营养是生长发育的重要物质基础，特别要保证蛋白质、无机盐和维生素的供给，并注意荤素搭配平衡。

(2)加强运动是长高的关键。适当的体育锻炼能加速新陈代谢，促进骨骼生长发育，户外运动能帮助孩子长高。

(3)充足的睡眠有利于长高。俗话说"人在睡中长"，孩子睡着后，体内分泌促进长高的生长激素。青春期的孩子要合理地安排学习和生活，按时休息，应保持9~10小时足够的睡眠时间。

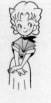

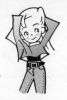

（4）精神愉快有助于长高。精神压抑会抑制生长激素的分泌，所以情绪压抑、不良的精神刺激、过重的心理负担，这些都会阻碍孩子的生长发育。因此，家长应努力给孩子营造一个平和的家庭环境，让孩子心情舒畅地学习和生活，愉快地成长。

13.女性怎么会怀孕的

健康的成熟女性每个月从卵巢排出一个成熟卵子，排卵的时间一般在月经周期中间或下次月经前的 14 天左右。如果排卵期巧遇有性生活，这时有多达上亿个精子射入阴道，继之进入子宫腔，但最终只有几百个精子能进入输卵管的壶腹部与卵子相遇。此时数百个精子围绕着一个卵子，其中只有一个精子捷足先登，利用其头部的顶体，释放出一种物质叫顶体酶，这种酶会允许一个精子穿过卵子的保护层，将卵子表面的透明带钻出一个小孔，然后精子就钻进去与卵细胞结合，这个过程称为受精。与精子结合后的卵子称为受精卵，是生命的第一个细胞，它在子宫腔内种植、生长发育而形成胎儿，这个过程叫做怀孕。

青春期少女，虽然有时会有月经不调，但卵巢还是有排卵功能的，只是不规则而已。中学时期的少女正处在长身体、学知识的黄金时代，如果此时有性行为，一旦怀孕，无论是从生理上，还是精神上，以及学业上都造成很大的危害。青春期女孩由于生殖系统发育还不完全成熟，性行

第一部分　青春期少女保健

011

为导致意外妊娠后容易发生贫血、子痫、产后大出血、产褥感染等并发症,对少女的身心健康造成严重的损害。

14.少女怀孕了该怎么办

少女若是不幸怀孕了,首先应告诉家人,以确定下一步的打算。他们会了解你的苦恼,明白你需要帮助,他们是最爱惜你的,肯定会向你伸出援助之手的。怀孕后,应在家人或朋友的陪同下,到医院进行治疗。千万不能通过一些不正规的渠道来解决,不然很有可能会受到更大的伤害。不要去无执照的游医或小诊所做人工流产,也不要自行买药进行药物引产,以免流产手术做得不完整,引起大出血而危及生命,或者造成日后不孕的后遗症。尤其是中期流产或采用土法堕胎都很危险。年轻的少女,你越早得到医疗护理越好,越早终止妊娠对人体的伤害越小。术后经过一周的精心调养,就可恢复行动。

另外也可以求助杭州市团市委主办的"青少年心理热线"(电话号码:0571-87065454),杭州市计划生育协会主办的"青少年生殖健康援助热线"(电话号码:0571-88085999),杭州市妇联主办的"妇女维权热线"(电话号码:0571-85811959)。如果少女发生无防护性交事件,3天内都可到"青少年生殖健康援助中心"进行紧急避孕;如果不小心意外怀孕了,中心将免费实施终止妊娠的手术。这些机构会对怀孕少女进行心理和医疗的双重救助。

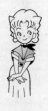

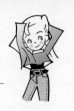

15.什么是黄体破裂

在卵泡发育成熟并排卵后,卵泡塌陷,留在卵泡内的颗粒细胞及卵泡膜细胞肥大、增生,内含黄色类脂质,故称"黄体细胞",并逐渐形成黄体。

那么,黄体为什么会发生破裂呢? 一是自动破裂。正常情况下,黄体内有少量出血,但如果出血太多,就可能增加黄体内的压力,从而发生自发性破裂。二是外力作用的结果。如下腹受到撞击、跌倒,以及剧烈跳跃、奔跑、用力咳嗽或解大便时,腹腔内压力突然升高,可促使成熟的黄体发生破裂。此外,性生活也是一个诱因。

黄体破裂是妇科常见的急腹症之一, 好发于14~30岁的年轻女性,因此,有人称之为"青春杀手"。黄体破裂最易发生在月经中期后的一周内。其实,对人的危害因人而异,有的可能仅有突然的但很轻微的一侧下腹疼痛,破裂黄体内的毛细血管自行愈合, 流出的少量血液能自行吸收, 不留任何后遗症;有的则可能发生剧烈难忍的腹痛,因为体内破裂,血液流向腹腔,造成持续性腹痛,严重者可因此发生出血性休克,表现为大汗淋漓、头昏头痛、血压下降、四肢冰冷等,如治疗不及时可危及生命。

(吴 瑛)

第二部分　育龄妇女保健

16.近亲为什么不能结婚

　　近亲是指三代以内有共同祖先的旁系血亲。我国《婚姻法》明文规定直系血亲和三代内旁系血亲禁止结婚。直系血亲是以本人为中心、垂直上下三代以内的血亲,包括父母、祖(外祖)父母、子女、孙(外孙)子女。三代以内旁系血亲是指从祖(外祖)父母同源而出生的人,如兄弟姐妹(包括同父异母或同母异父),叔舅姨姑,堂、表兄弟姐妹等。

　　近亲不能结婚主要是为了减少常染色体隐性遗传病的发生,提高人口素质。因为某些导致遗传性疾病的基因单独存在时不会致病,而当两个相同的有害基因配成对时,则可以发生遗传性疾病。而在近亲之间有相同遗传基因的概率远大于非近亲人员之间,当然也包括有害基因。所以,近亲结婚时其子女有害基因配成对的概率增加,发生常染色体隐性遗传病的可能性将会明显升高。如白化症、半乳糖血症、苯酮尿症、镰状细胞性贫血、肢带状肌营养不良症等都是隐性遗传疾病,临床上虽然父母双方都

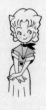

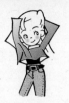

非患者,但在近亲结婚所生的子女中发病率明显增加。

17.婚前健康检查有必要吗

我国《婚姻法》在 2003 年已作出修改,将申请结婚的男女双方必须进行婚前检查改为自愿选择。那婚前健康检查还有必要吗?

我们知道,有一些疾病是潜在的、隐性的,虽然不出现什么异常现象,但是他们的后代却会出现某种异常变化,并且可以把这种变化继续传递下去,影响人口的质量。

经过婚前专科的、系统的检查,可以在婚前发现遗传病及一些有遗传倾向的疾病;医生经科学的、综合的分析,提出是否可以结婚和生育的建议,提出一些应注意的问题,以阻止遗传病在后代中的延续。通过婚前检查还可以及早发现疾病并给予及时治疗,如男性包皮过长、包茎、隐睾等,女性生殖系统炎症、子宫肌瘤、卵巢囊肿等,这些疾病都是可以治愈的。有些疾病,如心脏病、肝炎,在结婚后可能会使病情加重;或在妊娠后病情恶化,影响胎儿健康,甚至胎死宫内;有时因长期严重的胎儿宫内缺氧影响脑组织的发育,造成智力低下。因此,男女双方在婚育问题上应持谨慎态度,接受婚前健康检查和婚育知识宣教还是有必要的。

18.婚前健康检查的内容主要有哪些

婚前健康检查的主要疾病包括：严重遗传性疾病，《中华人民共和国传染病防治法》中规定的传染病：艾滋病、淋病及梅毒；有关精神病，如精神分裂症、狂躁抑郁型精神病等；影响结婚和生育的心、肺、肝、肾等重要脏器疾病及生殖发育障碍或畸形等。

一般通过接受医生的询问、体格检查和辅助检查等方法，对男女双方进行婚前健康检查。

询问内容有双方是否为近亲；双方健康史，如有无性病、精神病、遗传病、手术及外伤、传染病以及各种急慢性疾病史；女方的月经情况，如初潮年龄、月经周期、经期、月经量、伴随症状以及最后一次月经来潮的时间等。

体格检查包括一般检查和生殖器及第二性征的检查。一般检查包括观察营养状况、语言、智力、精神、行为等有无异常，测量身高、体重、视力、色盲等项目。除一般检查外，还需检查男女双方生殖器是否正常；检查第二性征发育情况，如体形、骨盆的形态、喉结的大小、声调的高低、毛发分布情况、乳房发育情况等。

辅助检查项目有男女双方血常规、血型、尿常规、肝功能、X线胸片、心电图检查等；另外还有一些特殊检查，如阴道分泌物滴虫、霉菌常规检查，必要时作淋病球菌检查、精液及超声波检查、染色体核型分析等。

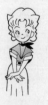

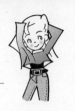

19.性卫生包括哪些方面

首先,要保持生殖器官的清洁卫生。女性应每天清洗外阴;男女双方在性交前应清洁外生殖器,性交后女性应再次清洗外阴,并排尿一次,以预防生殖系统及泌尿系统感染。另外,男性也应每天清洗外阴,注意清洗时将阴茎包皮向上翻起。否则在性交时会将细菌带给女方,造成女方患阴道炎、慢性宫颈炎。包皮垢是一种作用很强的致癌物,不仅可致龟头癌,还可通过性生活诱发女方患宫颈癌。

其次,性生活应有节制。要适当休息,切忌纵欲,以免影响身体健康。

第三,在某些特殊时期应禁止性交。妇女在月经期抵抗力下降,所以易发生炎症或其他疾病,此时尤其应注意健康保健,禁忌性交。妊娠最初 3 个月内、妊娠后期都应禁止性交,以免引起炎症、流产、胎膜早破及早产等。

第四,预防交叉感染。滴虫性阴道炎、念珠菌性阴道炎、性传播疾病等都有传染性,可以通过夫妻性生活直接传染。为了彻底治疗,治疗期间应避免性交,必要时夫妻同时用药。上述疾患不仅影响生活质量,还可影响到优生优育。梅毒或非淋菌性尿道炎病原体可通过胎盘传给胎儿,导致流产、早产、胚胎死亡、先天畸形、胎传梅毒;沙眼衣原体可导致胎儿宫内发育迟缓;淋病可致新生儿淋病,造成有缺陷新生儿出生,还可致新生儿眼炎导致失明。

第五，避免婚外性生活。性病主要是由不洁性行为感染而引起的生殖器疾病，多发生在性乱交的人群。如一方患有性病时，则另一方往往难免遭受感染。因此，要重视家庭，避免婚外性交接触。

20.社区计划生育指导站的工作内容有哪些

一般在区、街道均设有社区计划生育指导站，在社区委员会中有专人分管妇女保健和计划生育工作。工作内容可分为两大部分：

第一是计划生育工作。开展计划生育技术咨询，普及节育科学知识，大力推广以避孕为主的综合节育措施。掌握育龄妇女人数及生育情况，指导育龄夫妇选择和实施安全有效的节育方法，并负责避孕工具及避孕药的发放，以降低人工流产率和中期妊娠引产率。定期对育龄妇女进行避孕、怀孕情况的了解和检查，以便掌握落实节育方法的动态。

第二是围生期保健工作。户口所在的社区应对早孕妇女进行登记，并指导孕妇参加区孕妇学校有关围生期保健知识的学习；对分娩后的产妇要进行访视，指导落实计划生育措施。街道社区计划生育指导站凭早孕妇女提供的怀孕证明材料(化验或 B 超检查)、社区孕妇登记材料、户口簿及身份证等，给孕妇发放生殖健康服务证。并督促其持生殖健康服务证，在怀孕 3 个月内到户口所在

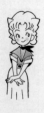

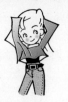

街道的指定医院建立孕产妇保健卡，以便及时进行产前检查。

21.新婚夫妇可以选择什么避孕方法

根据夫妇身体状况、家庭生育时间安排等因素，可以自愿选择下述避孕方法。

(1)避孕套避孕。近期内准备怀孕的夫妇，可选择避孕套避孕。采用此方法者，停止避孕措施后即可怀孕，不会影响胎儿健康。

(2)药物避孕。因工作、学习等原因近期内不准备怀孕的，可选用药物避孕。但需注意有无禁忌证存在，应该在计划生育工作人员的指导下服用。如想怀孕了，须停药半年以上。

(3)宫内节育器。新婚后暂时不准备生孩子者，如无禁忌证可放置宫内节育器。但必须注意定期复查，以便及时发现节育器异位、节育器脱落等问题。

(4)安全期避孕法。排卵前后4~5日内为易孕期，其余时间不易受孕被视为安全期。采用安全期内性交而达到避孕目的，称为安全期避孕。

如女性根据月经规律，能确定排卵日期，则可将避孕套避孕与安全期避孕相结合。但是，女性排卵过程可受情绪、健康状况或外界环境因素等的影响而提前或推后，偶尔还可发生额外排卵；再者，新婚期间性生活频繁，因此安全期避孕失败率较高。

22.什么时候怀孕比较好

从优生的角度来讲,想要降低出生缺陷儿发生率,合理安排妊娠期是重要的基础环节。

怀孕时机应以安逸、愉快的生活条件为前提。最好将妊娠期安排在双方工作和学习都不紧张的时期,夫妻双方身体健康、精力充沛,心情处于舒畅和轻松状态。家庭的经济状况也是在怀孕前应考虑的问题之一。

一般来说,新婚期间不宜怀孕。因为此时男女双方一般需承担较大的经济压力,精神处于紧张状态。这些压力可影响胎儿健康。另外,新婚期间有较多的烟酒应酬,烟、酒对精子和卵子有很大的毒害作用,可以造成胎儿畸形。新婚期间性生活频繁,所以每次射精时精液中的精子数量减少、质量下降,从优生的角度来讲这也是不利的。

生育年龄关系到人口增长、妊娠分娩过程的安全和后代的健康。一般来说,女性在25~29岁生育是比较合适的。因为过早、过晚的生育年龄都可能发生卵细胞染色体数目和结构上的变异,染色体分裂缺陷导致畸形儿的发生率增高。另一方面,骨骼的发育成熟要到23岁左右,年龄太小者一旦怀孕,母儿争夺营养物质,影响母体的健康和胎儿的生长发育。

从季节的选择来看,一般不宜在冬末春初怀孕。因为此时是各种病毒性疾病的好发季节,一旦在妊娠早期感染风疹、流感、腮腺炎等,很容易造成流产或胎儿畸形。

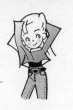

23.怀孕前应作哪些准备

首先应避免环境因素的影响。工作环境中长期接触对胎儿有害的物质,如放射线、铅等,应与这些有害物质隔离 3~6 个月后再怀孕。因为这些有害物质可在体内蓄积,一旦妊娠即可进入胎儿体内,导致胎儿畸形。如放射线可以引起小头症、精神发育迟缓、白内障、泌尿生殖系统及骨骼畸形等;铅中毒可引起流产、早产、低出生体重儿及神经行为发育迟缓等。

再者,长期服避孕药者应停药半年后再怀孕。否则,母体内储留的雌激素会使男胎女性化,也可导致女婴发生阴道或宫颈透明细胞癌。

怀孕前一定要过规律正常的生活。在饮食方面要摄取均衡营养,不要偏食,更不要暴饮暴食。为了保证胎儿的健康,一定要戒烟、戒酒。要有计划地安排每天的生活,适当运动,不要长时间呆在室内;每天至少保证 8 小时的睡眠时间。

想要怀孕时,最好去医院一次,接受血型、梅毒、风疹、乙型肝炎病毒、艾滋病等的检查;若有给怀孕带来障碍的疾病要赶紧治疗。不要接受 X 线检查,不要接受预防注射;如果需要服药,应事先向医生咨询。

24.什么是基础体温

基础体温是指机体经过较长时间(6~8 小时)睡眠醒来后,未进行任何活动时测得的体温。由于它反映了在静息状态下机体的基础能量代谢,故称为基础体温(BBT)。它可以反映卵巢有无排卵、排卵日期、是否怀孕以及黄体功能等情况。

测定基础体温的方法是每晚临睡前,将体温表甩至36℃以下,放在床旁,清晨醒来后未作任何活动前(上夜班者需睡眠 6~8 小时后),卧床测口腔体温 3~5 分钟。从月经来潮第一天起,每天将测得的温度描绘在基础体温单上连成曲线,并应注明月经来潮和干净的日期及可能的影响因素,如性生活、失眠、疾病、用药等。一般需连续测三个月经周期以上。

在正常情况下,生育年龄妇女的基础体温受卵巢激素的影响而呈周期性变化。从月经开始的那天起到排卵的那一天,由于孕激素水平较低,体温偏低,一般为36.2~36.5℃;排卵后由于孕激素的致热作用,使体温猛然上升 0.3~0.5℃,一般在 36.8℃左右,至月经前1~2 天下降。低温段向高温段移动的日子为排卵日。所以,有排卵者基础体温呈前半期低、后半期高的双相型;无排卵者,基础体温呈始终低水平的单相型。

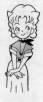

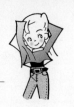

25.不孕都是因为女方有问题吗

育龄妇女未避孕、有正常性生活、同居 2 年而未妊娠,称为不孕症。近年,世界卫生组织将不孕期限缩短为 1 年,目的是早诊断、早治疗。

正常受孕过程的任何一个环节出现问题,均能阻碍受孕。其原因可能在女方,也可能是男方,或在男女双方。所以,不孕症不仅仅是女方的问题。

女性不孕的因素约占 60%,如输卵管炎症引起的输卵管阻塞、各种因素引起的卵巢排卵障碍、子宫发育不良、子宫肌瘤、子宫内膜功能异常等。

男性不孕的因素约占 30%,主要是生精障碍和输精障碍。精液检查结果为无精子或精子数过少,活动力弱,形态异常。少数男性体内产生对抗自身精子的抗体,使射出的精子发生自身凝集而造成不孕。

男女双方因素约占 10%,包括缺乏性生活基本知识、盼子心切造成的精神过度紧张、免疫因素引起的精子与卵子不能结合。

不孕夫妇应同时去正规医院就诊,不要偏听偏信游医或民间偏方,以免延误病情。目前,针对女方的辅助检查方法有基础体温测定、阴道脱落细胞和宫颈黏液检查、月经期前子宫内膜活组织检查、性激素测定、输卵管通畅试验、B 超检查、宫腔镜及腹腔镜检查等。对于男方除全身检查外,重点应检查生殖器有无畸形或病变,尤其是精液常规检查。

26.什么是试管婴儿

试管婴儿的全名是体外受精与胚胎移植，人们习惯称之为"试管婴儿"，是一种人工辅助生育技术。1978年，世界第一例"试管婴儿"在英国诞生。我国第一例"试管婴儿"于1988年在北京诞生。

做试管婴儿主要适用于女性不能治愈的输卵管损害，如输卵管严重阻塞不能经手术再通、输卵管切除术后等，另外也可用于人工授精连续失败3次以上、精子活动力差、数目少以及某些不明原因的不孕。

做试管婴儿的方法：①经腹壁或经阴道穹窿处从女性体内取出卵子，放入试管内培养一段时间，使卵子进一步成熟；②将卵子和精子混合在一起，使其受精；③受精卵发育到8~16个细胞时，移植到女性子宫腔内，使其着床、发育成胎儿。

胚泡移植后，该女性须卧床24小时，限制活动3~4天，并肌注黄体酮治疗，目的是使胚泡顺利种植到子宫内膜。移植后第14天测定血中 β-绒毛膜促性腺激素(HCG)，明显增高者提示妊娠成功，以后按高危妊娠加强监测管理。

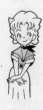

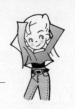

27.什么情况下可以放环

放环是指放置宫内节育器,这是一种安全、有效、简便、经济的可逆性节育方法,目前已成为我国育龄妇女的主要避孕措施。凡育龄妇女要求放置宫内节育器而无禁忌证者均可放置。

正确的放环时间是月经干净后 3~7 日、产后满 3 个月、剖宫产术后半年;人工流产术后,如出血少、宫腔深度小于 10 厘米时可以立即放环;哺乳期月经未转者,必须排除早孕后再放环。

除了选择正确的放环时间,还需注意:术前 3 天无性交;术前体温不超过 37.5℃;无白带异常。符合上述条件时可去医院,在接受进一步检查后放置宫内节育器。

有下列情况者不宜放环:生殖器急、慢性炎症;月经不调或有不规则阴道流血;生殖器官肿瘤;子宫畸形;宫颈口过松、重度陈旧性宫颈裂伤或子宫脱垂;严重全身性疾病。

28.放环后应注意哪些问题

放环后可能有少量阴道流血或下腹不适,这不必紧张,常会自然消失;如出现腹痛、发热、出血多如月经时应及时就诊。术后休息 3 天,1 周内避免重体力劳动,2 周内禁性交及盆浴,3 个月内每次月经期或大便时注意有无节育器脱落。

放环后要保持外阴清洁，坚持定期去医院检查节育环的情况。术后 1 个月、3 个月、半年、1 年各复查一次，以后每年复查一次，以便及时发现节育环异位、嵌顿、脱落等异常情况。

放环后 1 年内，尤其是最初 3 个月内，有些人可有月经过多、经期延长或周期中点滴出血、腰酸或下腹坠胀。多数人适应后症状会消失。有症状者要注意休息；月经过多者应增加营养，补充铁剂；出血时间较长时应在医生的指导下使用抗生素预防感染。如经治疗无效，只能更换节育器或改用其他避孕措施。

出现以下情况时应取出节育环：出现不良反应经治疗无效或出现并发症；改用其他避孕措施或已接受绝育手术；计划再生育时；放置期限已满需更换节育环；绝经 1 年以上的妇女。

29.服避孕药期间发生出血怎么办

目前采用的避孕药多为雌、孕激素复合制剂。其特点为安全、有效、经济、简便，是一种易为育龄妇女接受的避孕方法。目前，应用最广泛的是复方短效口服避孕药，如避孕片 1 号和 2 号。

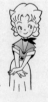

服药期间发生不规则少量出血，称突破性出血。多发生在漏服药后，少数人没有漏服药也可发生。

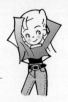

　　服用短效避孕药要看清用法及注意事项,自月经第 5
日开始每晚服 1 片,连服 22 日,不能中断。如果漏服,应
于 12 小时内补服 1 片,以免发生突破性出血或避孕失败
而受孕。

　　若未漏服而在服药的前半周期出血,为雌激素不足所
致,可在医生的指导下每晚增服炔雌醇 0.005~0.015 毫
克,与避孕片同时服至第 22 日停药。若在服药后半周期
出血,多为孕激素不足引起,可每晚加服所服避孕药 1/2
~1 片,同服至第 22 日停药。若出血量多如月经,即应停
药,待出血第 5 日再开始服下一周期的药。

30.服避孕药为什么会出现停经现象

　　避孕药之所以能避免受孕,其作用机制主要是外界
给予的药物抑制了下丘脑—垂体—卵巢轴的活动,使卵
巢排卵功能受到抑制,同时也影响了卵巢分泌女性激素
的功能。另外,避孕药使宫颈黏液量减少而黏稠度增加,
不利于精子穿过而进入宫腔;使子宫内膜发育不良,不适
合受精卵着床。

　　因此,服避孕药时抑制了卵巢性激素的分泌,避孕药
替代性对子宫内膜发生作用,一般在停药后 2~3 天发生
撤药性出血,犹如月经来潮。若用药后出现停经,反映避
孕药对下丘脑—垂体—卵巢轴抑制过度。月经的调节是
通过下丘脑—垂体—卵巢轴来实现的,当其受到抑制时,

子官内膜不再增生、脱落,也就出现了停经现象。

一般在服完一个周期避孕药后,若停药7天尚无月经来潮,则当晚开始服第二周期的药物。若再次无月经来潮,应停服避孕药,去医院就诊。在医生的指导下用雌激素替代治疗或加用促排卵药物,仍无效者应进一步查找闭经的原因。

31.避孕套滑脱或破裂怎么办

避孕套为男用避孕工具,性交时套在阴茎上,使精液排在套内而达到避孕的目的。近年来,因避孕套具有避孕和预防性传播疾病的双重功效,其应用更为普遍。

避孕套为橡胶制品,应保存在干燥、凉爽处,避免接触油类;使用前应注意有效期限。若保存不当或已过期,则橡胶老化、变质,易发生破裂,影响避孕效果。

要想避孕套成为真正的"保险套",就要正确地使用。在阴茎勃起后,捏紧避孕套前端的小泡,展开避孕套直至阴茎根部。射精后在阴茎软缩前,捏住套口和阴茎一起抽出,以免避孕套滑脱,精子进入阴道导致意外妊娠。

如发生避孕套破裂或滑脱,可采取下列措施:

(1)女方站起使精液流出,并将避孕药膏注入阴道内。

(2)希望长期避孕的女性,可在性交后5日内放入带铜官内节育器,其有效率可达99%以上。

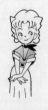

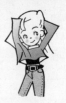

(3)在性交后 3 日内服紧急避孕药,其有效率达98%。如性交后立即服 53 号探亲避孕药 1 片,次晨加服 1 片。近年来,米非司酮作为紧急避孕药展示了极好的前景,需要时可在医生的指导下服用。

32.安全期避孕可靠吗

成熟卵子自卵巢排出后可存活 1~2 天,精子进入女性生殖道可存活 2~3 天。因此,排卵前、后 4~5 日内为易孕期,其余时间不易受孕被视为安全期。采用安全期内性交而达到避孕目的,称为安全期避孕。

由于妇女排卵过程可受生活、情绪、性活动、健康状况和外界环境等因素影响而推迟或提早,还可能发生额外排卵,因此安全期避孕法并不十分可靠,失败率达20%。

采用安全期避孕的关键是测定妇女的排卵日期。卵巢排卵时,一般没有特殊感觉,即使有些妇女有下腹痛、腰酸、乳房胀痛等,但这些都不是排卵的特有症状。妇女自己能够掌握的测定排卵日期的方法有:

(1)根据月经周期推算,妇女的排卵日期一般在下次月经来潮前的 14 天左右。

(2)测基础体温,排卵一般发生在体温上升前或由低向高上升的过程中。但这仅能提示排卵已经发生,而不能预告排卵在何时发生,所以只能确定排卵后的安全期。

(3)观察白带的量与性状,若在月经中期白带增多如蛋清样,则提示此时处于排卵前后,为易孕期。

33.采取避孕措施的女性若想怀孕该怎么办

首先应去医生那里咨询,确定目前的身体状况是否适合妊娠,确定是否存在对妊娠有影响的不利因素。在医生认为可以怀孕后,再计划妊娠事宜。

然后,根据原来用的避孕措施采取不同的对策:

采用避孕套避孕者,停止使用即可。

服短效避孕药物者,为避免药物影响,以停药6个月后再怀孕为妥。因为体内常有雌激素蓄积,可影响胎儿的发育。如是应用长效避孕药物者,因为停药后可能有2~3个月发生月经失调,所以停用时应再服用短效避孕药3个月作为过渡期。

放置宫内节育器者,则应于月经干净后3~7天去医院取出,注意取环前3天内不能有性交史。取出节育器后要休息1日,保持外阴清洁,禁止性交、盆浴2周。

34.什么是药物流产

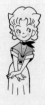

药物流产即用药物抗早孕。自20世纪90年代以来,催经止孕药物发展日趋完善。其优点是方法简便,不需宫内操作,故无创伤性。目前,常用的药物是米非司酮

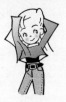

（RU486）、米索前列醇等,可起到诱导流产、终止早孕的作用。米非司酮与米索前列醇配伍应用,其成功率(即完全流产)可高达95%以上。

药物流产适用于停经49天以内、尿妊娠试验阳性的妇女,而且必须确定为宫内妊娠。孕期越短,效果越好。但有以下疾病的妇女禁用:肝肾功能不全、凝血功能障碍、哮喘、心律失常、高血压、青光眼等。

一般服药后2~3天,子宫腔内的胚囊即可排出,此时阴道出血较多,可有腹痛、乏力、恶心、呕吐等反应。胚囊排出后,阴道出血减少,而子宫中的蜕膜组织往往在2周左右才能慢慢排出,随后出血停止。

药物流产不是常规的避孕方法,而仅仅是作为避孕失败发生意外妊娠后的一种补救措施,而且可能出现大出血、感染,甚至死亡等严重后果。所以,想采用药物流产的妇女,必须到经卫生行政部门批准开展药物流产的医疗单位就诊,在医生监护和指导下进行,切忌自己在家中服药流产,否则后果不堪设想。

35.药物流产对身体无影响的说法对吗

药物流产的使用,无疑给意外怀孕的女性带来了福音。但是,有些妇女尤其是未婚女子对药物流产不甚了解,往往存在一种错误认识,以为药物流产宛如月经来潮,不会影响健康。然而,药物流产真的那么好吗?

的确,与人工流产相比,药物流产避免了手术对生殖器的损伤,而且痛苦小、副反应轻,服药者心理压力也不大,易于让人接受。但是,由于孕妇的个体差异、药物本身的局限或者用药不规范,轻则达不到流产的目的,重则会有生命危险。

有些妇女服药后,虽然孕囊排出了,但是蜕膜不一定完全脱落。残留在子宫腔内的蜕膜可以引起大出血、长时间流血淋漓不尽、盆腔感染等危险。

总之,意外妊娠后选择药物流产,要记住两点:一是怀孕天数在49天以内,而且孕期越短越好;二是要到正规医院就诊,不要"偷偷"地进行药物流产,切不可抱侥幸心理。

36.绝育手术对身体有影响吗

目前应用较多的是女性输卵管绝育术。它通过切断、结扎、电凝或用药物粘堵输卵管腔,使精子与卵子不能相遇而达到绝育的目的。输卵管绝育术是一种安全、永久性节育措施,可逆性大,要求再孕时可行吻合术,其成功率达80%以上。现多采用经腹输卵管结扎术。经腹腔镜绝育术具有组织创伤小、术后恢复快等优点,但因腹腔镜价格昂贵,手术要求高,目前国内尚未普及。

输卵管结扎手术仅切断输卵管,不损伤任何脏器,更不是切断神经或摘除卵巢,不会引起月经异常、腹痛、腰

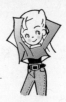

酸,对女性第二性征、性生活、睡眠无任何影响,今后在体力上也无影响。有些妇女在术后由于消除了怀孕的担忧,对性生活的兴趣反而增强了。

凡自愿接受绝育手术且无禁忌证者、患有严重全身性疾病不宜生育者,均可行绝育术。非妊娠妇女绝育时间最好选择在月经干净后 3~4 天,并且术前 3 天不能有性交史。

术后卧床 4~6 小时后可起床活动,以促进恢复。一个月内全休,禁性交。术后一个月应到医院复查。

37.月经期可以吃滋补品吗

大家都知道,女性每月一次的月经会流失不少血液,所以针对女性的有补血作用的滋补品大量面市。中老年女性、月经量偏多的妇女对补血滋补品尤其青睐,这并没什么可以厚非的。

但是,有许多人并没有注意吃滋补品的时间和自身体质问题,无论在月经期或非月经期都坚持服用。那么,在月经期可以吃滋补品吗?其实只要仔细看看这些滋补品的成分及作用就可以知道,它们往往同时具有补血、活血的功能。如果在月经期服用这类滋补品,则可引起月经失调。

冬令进补,这在我国传统观念中是非常重视的。在医院妇科门诊经常会遇到这样的病人,尤其在冬令时节,自诉平时月经好好的，但这次月经量却很多，或者淋漓不尽、经期很长，当被问及月经来潮后是否继续在服用滋补品时，好多人的回答是肯定的。

所以，建议女性在服用滋补品前要阅读产品说明书，月经期以停服活血类的滋补品为好，等月经干净后再继续服用。同样道理，月经期不宜进食辛辣刺激性食物，否则会引起经血过多等问题。

38.月经推迟了怎么办

在卵巢激素的作用下，子宫内膜周期性剥落出血，从阴道排出，每月一次，称为月经。我们知道，相邻两次月经第一天的间隔时间为一个月经周期。大多数女性的月经周期为28~30天，提前或延后2~3天，只要有自己的规律，仍然算作正常。

有性生活史的生育年龄女性当出现月经推迟，尤其是超过7天时，首先应想到是否怀孕了。应及时去医院检查，以明确是否妊娠、宫内妊娠还是宫外妊娠。宫外孕者如不及时处理，可以引起大量腹腔内出血而危及生命。

排除妊娠后，则应寻找停经的原因。正常月经周期有赖于下丘脑—垂体—卵巢轴各个环节的神经内分泌功能调节，以及子宫内膜对性激素变化的反应，其中任何一个环节发生障碍都会导致闭经。

围绝经期的女性出现停经常自认为是绝经了。但是

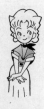

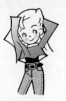

在这年龄段,卵巢还是有不定期排卵的。此时,只要有性交,就有可能怀孕。所以应尽早去医院检查,以免错过早期手术的时间。如果不是怀孕,2个月不来月经也应去医院检查,如有必要应在医生的指导下"催经",以免发生子宫大出血。

39.月经量多是什么原因

每次月经持续的时间一般为3~7天,出血量大约50毫升,以月经期的第2~3天血量较多,以后逐渐减少。月经血一般呈暗红色,黏稠而不凝固,无臭味。有些女性月经量偏多,但尚无头晕、乏力等贫血症状,自以为无大碍而没有足够的重视。

其实,引起月经量多的原因很多,常见有以下几种情况:

(1)功能失调性子宫出血。此时体内无器质性病变,仅仅是调节月经的功能异常。

(2)血小板减少、凝血功能障碍。这些人常同时有易发生皮肤出血点、出血斑、鼻出血等现象。

(3)子宫肌瘤。常为中年女性,除月经量多外,还会有经期延长或不规则阴道流血、下腹部隆起、尿频、排便不畅等症状。

(4)盆腔炎症。平时常有下腹疼痛、腰酸,月经量多、经期长,并常伴有痛经等症状。

(5)子宫腺肌症。此类女性常伴有继发性痛经。

(6)少数女性放置宫内节育器后月经量偏多。

所以,月经量偏多的女性应该尽早去医院明确诊断,以便采取相应的对策,防止继发性贫血的发生,并使原发疾病得到治疗。

40.月经中期阴道流血需要治疗吗

有些妇女在月经中期会有 2~3 天的阴道少量流血,对此感到很紧张,常担心自己是否患了什么疾病,常会问到需要治疗吗?

月经中期,相对于卵巢来说刚好是卵泡发育成熟后的排卵期,卵泡从卵巢表面排出。正常妇女随着卵泡渐趋成熟,雌激素分泌也逐渐增加,于排卵前形成一高峰,排卵后分泌稍减少,以后黄体发育,雌激素分泌又增加。

子宫内膜的维持是靠激素来支撑的。卵巢排卵时雌激素分泌暂时减少,可以引起子宫内膜脱落、出血;当雌激素再次增加时,子宫内膜很快修复,出血便停止。

所以,偶尔发生排卵期少量阴道流血不必恐慌,一般2~3 天即止,不需要治疗。如果出血量多或持续时间长,则可能是卵巢功能出现了问题,需及时就诊,以免延误病情或继发感染。

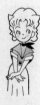

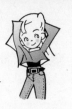

41.月经期可以性交吗

月经期机体抵抗力下降,细菌容易侵入;月经期由于子宫内膜脱落,子宫腔存在创面,为细菌入侵打开了大门;再加上血液是细菌良好的培养基,在此细菌可以大量繁殖。所以,月经期性交容易导致感染,结果可以引起下腹疼痛、宫外孕、不孕症等。

月经期性交,由于性交时加予子宫的压力,再加上性兴奋时子宫的舒缩作用,可以导致经血逆流。经血中的子宫内膜细胞随经血通过输卵管进入腹腔,在腹腔各处都可以继续生长和蔓延,形成子宫内膜异位症。在临床上则出现痛经、性交痛、月经失调、不孕等症状。

有不少人认为月经期性交是绝对安全的,可以达到避孕的目的。其实,女性的排卵时间是较难确定的,存在较多的影响因素。对经期较长者来说,根本无安全可言。有些妇女经期长达十几天,淋漓不尽,那么极有可能在出血期间就有排卵,如果此时性交,就有可能怀孕。

总之,月经期性交是绝对不可取的。月经期应注意劳逸结合,保持外阴清洁,禁忌盆浴、游泳及性交,避免刺激性食物。

42.育龄妇女痛经是什么原因

凡在月经前、后或月经期出现下腹疼痛、坠胀、腰酸或其他不适,影响生活和工作者,称痛经。痛经分原发性和继发性两种。

原发性痛经是指病人有痛经,但生殖器官无器质性病变,一般这些妇女从少女时期开始就有痛经。用止痛药来缓解疼痛,通常效果都不错。

继发性痛经是指由于生殖器官器质性病变引起的痛经,是某些疾病的一项症状,当原发疾病治愈后,痛经自然也就消失了。常见原因有:子宫、盆腔的炎症,子宫内膜异位症和子宫腺肌症,子宫肌瘤,宫颈狭窄,宫内节育器大小不适合或位置异常等。

所以育龄妇女发生痛经首先应去医院就诊,明确痛经的原因,治疗原发疾病。然后在医生的指导下,采取各种缓解疼痛的方法,如卧床休息、喝杯热水、热敷下腹部等。另外,可尝试改变体位来缓解疼痛,如俯卧位、胸膝卧位等。如需用止痛剂,尽量在疼痛症状加剧前给药。

43.什么是卵巢功能早衰

卵巢功能早衰是指青春期后至 40 岁前过早绝经,为迟发性卵巢发育不全或后天因素引起卵巢损伤所致。

导致卵巢早衰的原因是多方面的。如有些人因为染色体的问题,出生时卵巢中生殖细胞数量和质量就有异常,青春期后,始基卵泡的消耗异常增加,导致卵巢功能提前衰退;有些年幼女孩患腮腺炎,如果腮腺炎病毒破坏

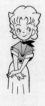

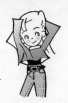

卵巢的话,则进入青春期后卵泡很快耗尽,出现卵巢早衰现象;另外,过多接触有害射线、不正确的放疗等都有可能引起卵巢功能早衰。

卵巢功能早衰者出现阵发性潮热、多汗、情绪易波动、闭经、阴道分泌物减少、外阴萎缩等表现,与围绝经期综合征相似,只是年龄小于40岁。化验检查可见体内促卵泡素和黄体生成素水平很高,而雌激素水平很低的现象。

病人常需接受雌激素或雌、孕激素周期治疗,以代替卵巢的内分泌作用,减轻围绝经期综合征症状。因长期接受雌激素可能有致癌作用,所以一定要在医生的指导下合理用药。

44.怎样预防妇科炎症

女性生殖系统通过阴道口与外界直接相通,并邻近尿道和肛门,病原体易于侵入引起炎症。虽然生殖器局部无论从解剖方面还是生理方面来看,均具有比较完善的防御功能,但是当月经期、分娩、手术或局部损伤时,生殖器的自然防御功能降低,外来致病菌侵入引起炎症;另一方面,阴道内原来存有的条件致病菌在环境适宜的情况下也可生长繁殖而引起炎症。妇科炎症主要有外阴炎、阴道炎、子宫颈炎及盆腔炎。

预防妇科炎症首先要保持外阴清洁。每天清洗外阴,尤其在月经期、流产后或产褥期、阴道流血时更应注意个人卫生,避免盆浴、游泳及性交,以免引起上行性感染。

其次,避免使用公共浴池、浴盆、浴巾、坐式厕所、便盆等,以免传染上滴虫性阴道炎、念珠菌性阴道炎等疾病。病人在治疗期间应避免性交,以免加重病情或夫妻间相互传染。

另外,要重视自我保健和体育锻炼,避免过度劳累,预防慢性盆腔炎急性发作。积极治疗阴道炎,因为宫颈长期浸泡在炎性白带中也可以引起炎症。

合并糖尿病的妇女应积极治疗糖尿病,长期应用广谱抗生素、雌激素者应在医生的指导下渐渐停药,目的是消除念珠菌性阴道炎的诱发因素。

45.什么样的白带是正常的

白带是由子宫内膜及宫颈腺体的分泌物、阴道黏膜渗出的液体混合而成,由阴道排出,内含阴道脱落的上皮细胞、白细胞及阴道正常寄生的细菌。

正常情况下,白带的性状及量的多少与年龄、雌激素水平、月经周期、妊娠等因素有关。雌激素水平高的时候,白带呈透明黏液状,可似蛋清样拉至很长而不断;雌激素水平低的时候,白带呈乳白色稀糊状。正常白带无异味或略有腥味。

平时,我们可以根据月经周期来观察白带的情况。—

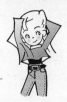

般月经干净后的前几天,白带很少;以后逐渐增多,到月经中期白带量多呈蛋清样,此时也就是排卵期;月经后半期白带逐渐减少,透明度降低,呈白色糊状;此后月经即将来潮。

白带异常往往提示生殖器官有病变。所以女性应注意观察白带量的多少及性状,如颜色、气味、黏稠度,同时注意有无疼痛、灼热感、瘙痒、烦躁不安、失眠等症状。尤其注意有无白带带血,警惕早期恶性肿瘤,以免延误治疗。

46.为什么会有外阴瘙痒

外阴瘙痒是妇科常见症状,多位于阴蒂、小阴唇,也可波及大阴唇、会阴甚至肛周等部位。常为阵发性发作,也可为持续性,一般夜间加剧。引起外阴瘙痒的原因很多,可分为局部原因和全身性原因。

局部原因有:念珠菌性阴道炎、滴虫性阴道炎、阴虱、疥疮、蛲虫病等特殊感染;因肥皂、避孕套、苯扎溴铵等化学品或药物的直接刺激或过敏,引起外阴瘙痒;不注意外阴清洁干燥,使用不合格的卫生巾、不透气的化纤内裤等,因局部长时间湿热郁积而诱发瘙痒;一些皮肤病变也可引起外阴瘙痒,如寻常疣、疱疹、湿疹等。

全身性原因有:糖尿病病人,外阴瘙痒是由于尿糖对皮肤的刺激;黄疸,维生素 A、B 缺乏,贫血、白血病等慢性

FUNÜ BAOJIAN XIAOSHOUCE

疾病,常有全身瘙痒;妊娠期和经前期因外阴部充血可有局部瘙痒不适;另外,有些妇女有外阴瘙痒,但找不到明显的全身或局部原因,目前有专家认为其发病可能与精神或心理方面因素有关。

发生外阴瘙痒后应及时去医院就诊,向医生详细说明发病经过,接受仔细的全身和局部检查以及必要的化验检查,找出发病原因后对症用药。切忌自用药物或偏方,以免加重病情。

47.每天清洗外阴需要用消毒液吗

从保持个人卫生、预防妇科炎症的角度出发,每天坚持清洗外阴是必需的。但是用什么液体来清洗呢?是不是一定要用消毒液?对这个问题,不少女性在认识上存在着误区。

在日常生活中,我们常会碰到这样的事情,某些妇女自诉"我每天用消毒药水洗外阴,怎么还会得阴道炎呢?""用消毒药水洗外阴,怎么越洗越痒了呢?"

这里有几个问题需要说明。

一是在外阴炎、阴道炎时,医生会有针对性地开给一些消毒液,要求每天清洗外阴。此时的目的是治疗炎症,而不是用消毒液来预防炎症发生。

二是由于个体的问题,有些人对某种消毒液过敏,可以引起外阴局部红肿、瘙痒。

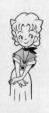

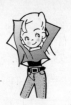

　　三是由于消毒液的长期作用，局部皮肤会变得干燥而导致外阴瘙痒。

　　所以，平时清洗外阴并不需要用消毒液，只需清水即可。过多使用消毒液，反而会破坏外阴局部的酸碱平衡，使局部抵抗力下降。

48.白带多时自己阴道塞药可以吗

　　白带增多给人体带来了不适，有些妇女因种种原因不去医院就诊，而是自己买些药塞阴道治疗，结果久治不愈。

　　其实，引起白带增多的原因是很多的。

　　如经期不注意卫生、产褥感染、流产继发感染等引起的急性阴道炎、宫颈炎、子宫内膜炎、宫腔积脓等，白带如脓液，有臭味。阴道毛滴虫感染、淋球菌感染、白色念珠菌感染，在白带增多的同时，常伴有外阴瘙痒。重度宫颈糜烂、宫颈息肉、子宫黏膜下肌瘤、子宫颈癌、子宫内膜癌、原发性输卵管癌等都可以引起白带增多。

　　另外，有些妇女白带增多，但与正常白带基本相似。多见于应用雌激素药物之后或者由于体内雌激素水平偏高。

　　所以，白带增多者应查明原因，在医生的指导下用药，这样才能药到病除。

49.出现血性白带是患肿瘤了吗

血性白带是指白带呈淡红色或混有血丝。有些妇女出现血性白带后常怀疑自己得了妇科肿瘤,从此背上了沉重的思想包袱,影响了身体健康和正常生活,甚至闹得夫妻不和。

其实,引起血性白带的原因很多,我们应该区别对待。

炎症是引起血性白带的一个常见原因。如老年性阴道炎,严重者可呈血样脓性白带,同时伴有外阴瘙痒、灼热感;重度宫颈糜烂、宫颈息肉者因宫颈局部组织质脆而易出血,常出现血性白带或性交后出血。

子宫肌瘤为良性肿瘤,当肿瘤的类型为子宫黏膜下肌瘤时,则可出现血性白带。

引起血性白带的恶性肿瘤,一是子宫颈癌,这类妇女常同时有性交后出血;二是子宫内膜癌,常见于老年人,典型表现为绝经后阴道出血。

另外,放置宫内节育器后也可出现血性白带。

虽然引起血性白带的原因很多,不一定都是肿瘤。但是,一旦有此现象都应及时去医院就诊,明确诊断,以免延误病情。

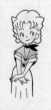

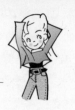

50.阴道炎为什么会反复发生

女性常见的阴道炎有滴虫性阴道炎、念珠菌性阴道炎、细菌性阴道炎及老年性阴道炎。常有妇女抱怨，阴道炎怎么总治不好。阴道炎的治疗效果与疾病的性质、是否接受规范的治疗、病人对用药方法的掌握程度以及治疗是否彻底等因素有关。如稍不注意，就会导致炎症反复发生。

滴虫性阴道炎和念珠菌性阴道炎都具有传染性，通过性交直接传染，或者经公共浴池、浴巾、厕所、衣物、器械及敷料等途径间接传染。所以，治疗期间应避免性交，将所用盆具、浴巾、内裤等及时用开水烫洗，煮沸消毒 5~10 分钟，或药液浸泡消毒，以免重复感染。坚持按医嘱要求的正规疗程进行，如随意中断，会使疾病反复发作难以治愈。治疗后白带检查为阴性时，仍应于下次月经净后继续治疗一个疗程，以巩固疗效。连续 3 次月经净后复查白带均是阴性为治愈。

老年性阴道炎是由于其卵巢功能衰退、雌激素水平降低，导致阴道自净作用减弱，所以炎症常可反复发生。治疗时，可在医生指导下应用雌激素制剂。

51.什么是宫颈糜烂

在女性体检或因某种原因去妇科就诊时，经常会听到医生说"你有宫颈轻度糜烂"。宫颈糜烂究竟是什么病？

对身体健康有什么影响？

宫颈糜烂是一种宫颈炎症，是指宫颈阴道部的鳞状上皮因炎症刺激而脱落，被柱状上皮所覆盖。临床上以糜烂面积大小分轻度糜烂、中度糜烂和重度糜烂。主要表现为白带增多，大多为乳白色黏液状，有时呈淡黄色脓性，有时有血性白带或性交后出血。

宫颈糜烂虽不是什么大病，但有两点是必须注意的：一是宫颈糜烂是宫颈癌的诱发因素，二是宫颈糜烂与早期宫颈癌从外观上难以鉴别。

所以，有宫颈糜烂症状的女性应及时就医，积极治疗。

52.下腹疼痛是什么原因

下腹疼痛是妇科的常见症状，多数由生殖器官疾病引起，可以分为急性腹痛和慢性腹痛两种。

引起急性腹痛的妇科疾病有子宫附件炎、盆腔炎、异位妊娠、卵巢肿瘤蒂扭转或破裂、输卵管积水扭转、浆膜下子宫肌瘤蒂扭转；妊娠期子宫肌瘤红色变性也可引起急性下腹疼痛；有停经和阴道流血者，出现阵发性绞痛多为流产。

慢性下腹隐痛而逐渐加剧多为生殖器炎症或恶性肿瘤晚期。经期下腹痛多为原发性痛经、炎症、子宫内膜异位症或子宫腺肌症。

另外，引起腹痛的原因有：胃、十二指肠溃疡，胆囊穿

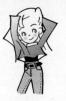

孔,阑尾脓肿破裂,急性肠梗阻、肠扭转,腹部脏器结石等。

　　出现急性腹痛应及时去医院就诊,卧床休息。病因一时不能确定者,应停止进食食物和水,不能擅自用止痛药,以避免掩盖症状而导致病情加重。慢性腹痛者应查明原因,采取有效的治疗方法。

53.怎样知道是否患了子宫肌瘤

　　子宫肌瘤是女性生殖器最常见的良性肿瘤,多见于30~50岁的妇女。据报道,其发病率已达20%以上。

　　子宫肌瘤虽然是良性的,但是有0.4%~0.8%的比例可以恶化为肉瘤。所以,对子宫肌瘤要有足够的重视。

　　那么,怎样知道自己患子宫肌瘤了呢?

　　子宫肌瘤的主要表现是月经改变,可以是月经周期缩短、月经过多、经期延长,也可以是不规则阴道流血;此外,还可以有白带增多、痛经、继发贫血、不孕等表现。出现上述症状应及时就诊,一般通过妇科检查、B超检查就可以明确诊断,然后根据医嘱治疗或定期随访。

　　如果是年龄较大的妇女,肌瘤在短期内迅速增大或伴不规则阴道流血,应考虑有恶变的可能;若绝经后妇女肌瘤增大,更应警惕发生恶变。

(张丽萍)

第三部分　孕妇保健

54.怎样知道自己可能怀孕了

许多已婚育龄妇女或有性生活的女性朋友，往往因没有早孕反应而忽视了怀孕的可能，那么怎样知道自己可能怀孕了？

（1）月经过期了。如果你的月经一向是很准的，又有过性生活，这次月经过期了两三周还没有见血，很可能是怀孕了。如平时月经不准的，这次经期过了1个月还没有见血，也应考虑可能怀孕了。

（2）胃口改变。月经未按时来潮，而又常常在清晨胃口有点变怪，喜欢吃酸的或甜的东西，有时还会有恶心、呕吐。

（3）小便次数多。这也是怀孕早期常见的现象，是由于怀孕后子宫前位充血增大，对膀胱压迫而引起的。

（4）乳房胀痛，有时伴有乳头疼痛。以初次妊娠者较为多见，并且乳晕颜色加深。因为这时乳房血液供应加强，开始为日后的哺乳做准备了。

当你有了上述的一些症状，就应该到医院检查。医生

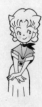

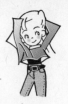

再根据子宫是否增大，以及血液或小便的妊娠试验结果，便可确定你是不是怀孕了。

55.尿检提示怀孕后还要做妇科检查吗

尿检全称尿妊娠试验。怀孕妇女的血液或尿液中含有一种激素——绒毛膜促性腺激素(HCG)。尿妊娠试验阳性，表明受检者尿中含绒毛膜促性腺激素，一般来说提示怀孕了。但也不一定，因为尿妊娠试验是一种辅助检查，有一部分是假阳性，要明确诊断早孕，还要结合平时月经是否规律，是否一个月来一次，平时是否经常延后，现在月经过期几天了等来作综合判断。还要到医院去做妇科检查，如妇科检查提示子宫增大与月经延后的天数相符，尿妊娠试验阳性，这样就可以确诊怀孕了。

尿妊娠试验阳性只能表示可能怀孕了，但并不意味着一定是正常的宫内妊娠。宫外孕者、葡萄胎病人尿妊娠试验都可以是阳性。所以，通过妇科检查了解子宫的大小是非常重要的，如妇科检查不能确定子宫大小，可进一步作B超检查，以明确否正常宫内妊娠。

56.围生期保健程序是怎样的

使用保健卡(册)从确定早孕时开始，系统管理直至产褥期结束(产后满6周)。通过咨询、检查，可初步筛出某些对母婴不利的因素;若不适合继续妊娠,可及时终止妊娠。

已婚妇女,如月经过期了,应及时去医院检查。明确怀孕后,到户口所在街道办事处领取生殖服务证,然后在怀孕3个月内到街道医院办理围生期保健卡(册),并按时接受产前检查。将卡(册)交孕妇自己或由医疗保健机构保管,以后由各级保健、医疗单位在孕产妇进行检查时摘要填写。

一般到怀孕28周后,连同围生期保健卡(册)转到所选择的分娩医院产前检查门诊,继续得到系统的检查、咨询和系列化的保健服务。产前检查能够及早发现并治疗并发症,及时纠正异常胎位和发现胎儿发育异常等,结合孕妇及胎儿的具体情况,选择对母婴最有利的分娩方式。

出院时,需将住院生产及母婴情况填写完整,然后将卡(册)交给产妇居住的基层医疗保健组织,街道医院接卡(册)后进行产后访视(共3次,第一次于产妇出院3日内,第二次于产后14日,第三次于产后28日)。通过访视可了解产妇及新生儿的健康状况和哺乳情况,并进行相应的健康指导。

产后访视结束后,将保健卡(册)汇总送到县、区妇幼保健部门进行详细的统计分析。使用此卡(册)能够使各级医疗机构和保健机构相互沟通信息,加强协作,做到防治结合,效果满意。

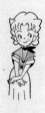

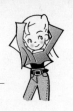

57.早孕建卡时医生会问哪些问题

怀孕3个月内一定要到当地相应的卫生院去建卡。一般建卡时,医生会问以下几个问题。

(1)年龄。年龄过大过小对分娩都不利,如年龄大于35周岁,并发妊娠期高血压或难产等的机会就多。

(2)职业。如经常接触有害毒物或放射性物质,对胎儿是不利的,会引起流产、死胎、胎儿畸形等。劝告暂时调离工作岗位。

(3)姓名、工作单位、家庭地址及电话号码,便于以后联系及管理。

(4)有无不良嗜好。如吸烟、酗酒和玩宠物等。孕妇经常玩狗、猫等宠物极易感染弓形虫病。而孕妇感染弓形虫后,可造成胎儿先天性感染,引起流产或早产等。

(5)怀孕期间有无恶心、呕吐、阴道出血等症状,以及饮食、大小便的情况,有无病毒感染及怀孕后用药史。如孕妇在早期被风疹病毒感染后易引起胎儿多种先天畸形。最近发现风疹病毒还可以引起胎儿生长受限,心肌损害。如怀孕早期确诊为风疹病毒感染,最好做人工流产。

(6)月经史及孕产史。月经周期延长者的预产期需相应推迟。经产妇应了解有无难产史、死胎死产史、产前产后出血史等。如前一胎是死胎,要了解是什么原因,必要时做超声波检查或抽羊水产前诊断,然后决定胎儿的去留。

（7）有无与本次怀孕有关的疾病，如高血压、血液病、肝炎及心、肾疾病等。若心脏不好应注意休息、避免劳累、防止感冒。若血压高的应该控制血压，及时服药，保证睡眠，增加产前检查的次数等。

（8）家族中有无糖尿病、双胎及其他遗传性疾病。因为有的遗传病是隔代遗传、有的是代代遗传，有的遗传给女孩、有的遗传给男孩，及早知道可适时处理。

（9）丈夫健康状况，主要是有无遗传性疾病。因为丈夫的健康状况，直接影响胎儿的生长发育和智力。

58.怎样推算预产期

通常推算预产期的方法有：

（1）从末次月经的第一天算起，顺延至第 40 周的第 7 天，即为预期的分娩日期。

（2）从末次月经的第一天算起，月份减 3 或加 9，日数加 7。例：如某孕妇末次月经第一天是公历 2004 年 3 月 15 日，那么她的预产期是 2004 年 12 月 22 日。

（3）另外，可以根据早孕反应出现的时间、胎动胎心出现的时间、子宫大小等来推算预产期。早孕反应出现的时间一般在怀孕 6 周左右，怀孕 18~20 周孕妇可以感到胎动，怀孕 20 周用胎心听筒在腹部可听到胎心音。

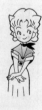

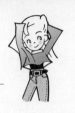

59.早孕建卡需做哪些检查

　　早孕建卡的检查项目也就是首次产前检查的检查项目。概括起来有以下四个方面。

　　(1)全身检查:注意发育、营养、身高及有无畸形,测体重、血压,检查心、肺、肝、脾等。如孕妇的身高只有140厘米,一般来说该孕妇的骨盆也是偏小的,如果妊娠足月时她的胎儿偏大,那么自然分娩就比较困难。如孕妇发育营养差,就应该指导她加强营养,不然会影响胎儿的生长发育。

　　(2)妇科检查:了解阴道、子宫、附件是否正常,子宫大小与停经月份是否相符。如卵巢有囊肿,医生会同孕妇商量处理办法及应该注意的问题。

　　(3)骨盆外测量:通过测量可初步估计足月大小约3千克左右的胎儿能否从阴道分娩。

　　(4)化验检查:血常规及血型、白带常规、尿常规、肝功能及乙肝三系、甲胎蛋白、空腹血糖、HIV、梅毒血清试验等。

60.每次产前检查的内容有哪些

　　产前检查是监护孕妇的重要方式。第一次产前检查的时间是在怀孕3个月内,其检查内容在上述问题中已讲述。如首次检查未发现异常者,应在怀孕20周、24周、

28周、32周、36周、37周、38周、39周、40周再行产前检查9次。如有特殊情况增加检查次数。

复诊的内容：①了解前次产前检查后有无特殊情况出现，如头痛、阴道流血、胎动出现特殊变化等。经检查后并作相应处理。②测血压、体重，检查有无水肿及其他异常。复查有无尿蛋白。③腹部检查。检查胎儿的生长情况与胎儿的月份是否相符，胎儿的位置是否正常，听胎心了解胎儿在子宫内的健康状况，有无羊水过多等。必要时进行B超检查。④进行孕期宣教，并预约下次复诊时间。

通过定期的产前检查可及早发现和治疗并发症，及时纠正异常胎位和发现胎儿发育异常等。结合孕妇及胎儿的具体情况，医生会提出分娩方式供你参考。

61.高龄初产者很危险吗

现代女性晚婚较多，超过30岁、甚至40岁才结婚生子者不在少数。产科中将超过35岁才第一次生产的妇女称作高龄初产妇。只要是第一次生产都视同高龄产妇，即使曾经怀孕但最后流产亦同。不过现代女性虽然年过35岁，体力和机能通常仍保持得很好，即使40岁生第一胎的高龄产妇，很多也是以自然分娩的方式产下活泼健康的孩子。现代科技进步，高龄生产不再视为危险的事。只是，年龄过大，生理的变化也越大，还常合并有子宫肌瘤、子宫内膜异位症等，因此流产、早产的几率增大。此

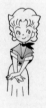

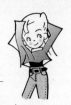

外,也容易患妊娠期高血压病以及发生胎儿先天异常、兔唇、先天愚型等病变。高龄妇女一旦怀孕应注意日常生活起居,加强产前检查、增加检查次数,必要时作产前诊断,并与医生保持良好的依赖关系,那么发生异常的几率将会大幅降低。

62.血型不合是怎么回事

当母亲与胎儿血型不合时,胎儿血可发生红细胞凝集、破坏,引起胎儿或新生儿溶血,即新生儿溶血症。本病对孕妇影响不大,但病儿可因严重贫血而死亡。

母儿血型不合主要有 ABO 血型不合和 Rh 血型不合。如果孕妇血型为 O 型,丈夫血型为 A 型、B 型或 AB型,则母儿有 ABO 血型不合的可能;如果孕妇为 Rh 阴性,丈夫为 Rh 阳性,则有 Rh 血型不合的可能。所以,孕妇在确定早孕后常规查血型,除了在分娩时为输血做准备外,主要是预防新生儿溶血症。凡 O 型血的孕妇,或有过新生儿溶血史的孕妇,都要于分娩前尽早测定血清血型抗体的浓度,浓度较高者服用中药可减少或中和抗体,以预防新生儿溶血和减轻溶血程度。

63.生男生女由谁决定

人类细胞染色体共 46 条,可配成 23 对,它们携带着全部遗传基因,并代代遗传下去。其中22对(1~22)是常染色体,这是男女所共有的,第23对是性染色体,即"X"、"Y"。男性和女性的染色体结构不同,女性有"XX"染色体,男性有"XY"染色体。

生殖细胞经过减数分裂后,成熟的卵子中都有1条X染色体;而精子则分为两型,X型和Y型,X型精子中有1条X染色体,Y型精子中有1条Y染色体。因此,受精后可形成XX型和XY型的受精卵。将来,"XX"受精卵发育成女性,"XY"受精卵则发育为男性。

由此说明,生男生女并不决定于女方的卵细胞,而决定于男方提供的是Y型精子,还是X型精子。

64.先天性疾病和遗传性疾病有什么不同

医学上一般将婴儿出生就已表现出来的疾病称为先天性疾病。先天性疾病是在胚胎发育过程中因某些环境因素及母体条件变化造成的。如大剂量X线照射、缺氧、病毒感染、应用某些药物等各种致畸因素的作用,影响了胎儿的发育。婴儿一出生,即可发现他的异常,这属于先天性疾病,不是遗传性疾病。如母亲在妊娠早期受风疹病毒感染而影响了胎儿,致使婴儿出生后患有先天性心脏病或白内障。这种疾病将来不会遗传给后代。

遗传性疾病是由于遗传物质发生改变所引起的,大多数遗传病的婴儿在出生时就已经显示出症状或体征。例如,先天愚型、多趾(指)症等。但有些遗传病在胎儿出

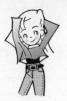

生时并不出现症状,如肌营养不良症要到儿童期才发病,遗传性小脑性运动失调一般在 35 岁左右发病,虽然这些病是在出生后一段时间才发病,但属于遗传病。

65.怀孕期间可以做 B 超检查吗

怀孕期间是否可以做 B 超、做 B 超对胎儿有无不良影响,这是孕妇及其家庭很关心的事。妇产科领域使用 B 超近 40 年,还没有出现 B 超检查副作用的报道。因为超声诊断对人体损伤小,可以重复检查,且诊断迅速、准确。根据不少专家的研究发现, 现在使用的诊断剂量较治疗剂量低 100~1000 倍,不会对胎儿组织产生损害。

目前,许多孕妇及她们的丈夫,对超声波检查胎儿都很感兴趣,这是因为,他们都想预先知道胎儿的性别。但我们说,超声波检查还有其他作用,包括确定胎儿的位置、是否多胞胎、检测胎儿发育是否正常、有无胎儿畸形、胎位是否正常、胎盘位置是否太低等。怀孕期间做 B 超是安全的,但时间不宜过长。

66.不在预产期这一天分娩正常吗

预产期顾名思义是预测生产日期,不是一定要在某一天生产。预产期这一天是妊娠 40 周,只要在预产期前 3 周内或在预产期后 2 周内生产都是属于正常的。

因为有的准妈妈 30 多天来一次月经、有的准妈妈 40 多天来一次月经、有的准妈妈 50 多天来一次月经、有的月经周期根本不准,所以什么时候受精就不清楚了,具体什么时候生产当然就不一样了。也就是说,生产日期只能是预测了。如果孕妇在妊娠最后两三个星期感觉上腹部轻松,呼吸舒畅,胃口也好转,有的出现小便次数增加、走路不便等,说明子宫底下降了。有时子宫收缩,收缩时腹部变硬,但较弱,晚上出现次数多,白天也会出现,行走或休息片刻后,有时甚至换一下体位后都会停止宫缩,说明预产期已经接近了。阴道分泌物增多并伴有血性,说明近一两天就要生了,那你就要做好准备哦。

67.为什么要测体重

准妈妈体重的变化是母亲健康和胎儿生长发育的重要参考依据。所以,在怀孕时除了注意饮食均衡,还要让体重维持在理想的范围。每次产前检查均应测体重,最好在早晨空腹、脱鞋、衣服的重量相似的情况下测量,这样有个可比性,比较准确。

一般而言,怀孕期间准妈妈体重增加总值最好在 10~14 千克,除了胎盘、羊水等重量,其中 3~3.6 千克是胎儿的重量。怀孕前 3 个月体重最好不要增加太多,约在 1~2 千克,原本较胖的准妈妈可不增加,怀孕后 6 个月则每个月体重以增加 2 千克为宜。怀孕 7 个月后每个月的体重增加不能超过 2 千克。如在 7 个月后体重超出正常

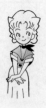

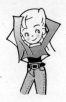

范围,也就是说超出 2 千克,或整个孕期增加 20 千克以上或体重超过 80 千克,都是危险信号。如体重持续不增加,可能是胎儿生长发育有问题。孕妇若偏食、营养不良,需要调整饮食,必要时可去滴注盐水补充能量。因为新生儿发育不健康、新生儿体重不足有可能影响孩子将来的体能及发育。

68.血压升高有危险吗

怀孕期间血压升高,对母亲及胎儿都有一定的危害,甚至危及母儿的生命。所以,在确定怀孕后要给孕妇测量血压,以后每次产前检查都要给孕妇测量血压。

在妊娠五六个月后,有的孕妇会出现血压升高、蛋白尿或伴有浮肿,这就是妊娠特有的疾病——妊娠期高血压疾病。该疾病的症状可呈阶段性、进行性发展,病情的轻、重及预后差别很大。病情轻时可丝毫无感觉,病情重者出现症状时往往为时已晚,并可能损害母儿的健康,危及生命。因此,预防妊娠期高血压疾病的发生,是降低孕产妇和围生儿死亡率的关键。

所以,孕妇在准备怀孕前,应阅读一些孕妇保健的书籍,并能对常见并发症有常识性了解。孕妇要认识产前检查的重要性,定期产前检查,不要怕麻烦,更不要自以为是,自认为自己不会有病而放弃检查,以致延误疾病的早期诊断。对于双胎、肥胖、有高血压、肾病及心血管病史及家庭遗传病史者,尤应重视产前检查,加强孕妇保健。

69.骨盆径线小只能剖宫产吗

骨盆在人体骨架的中部,起着"承上启下"的作用。成年孕妇的骨盆又是胎儿孕育、娩出的必经之路,骨盆的大小及形状直接影响着分娩顺利与否。

由于分娩的主要因素除骨盆的大小及形态径线外,还有产力、胎儿及孕妇的精神因素。所以,分娩是否顺利,还要根据胎儿大小、位置及宫缩力等综合分析。如骨盆的径线小、形态正常,胎儿也不大,胎儿的位置及宫缩都好的,胎儿能通过骨盆平面的,那么就能自然分娩。如骨盆的径线小,胎儿大,不管胎儿的位置及宫缩如何,胎儿不能通过骨盆,只能采用剖宫产来结束分娩。

70.孕妇贫血对自己、对胎儿有什么影响

妊娠期最常见的是缺铁性贫血。妇女在妊娠期血容量增加,血浆增加比红细胞增加相对较多,血液相对稀释,这种生理性贫血较为普遍。如果怀孕期间红细胞计数在 $3.5×10^{12}$/升或血红蛋白在 100 克/升以下,则可诊断为妊娠合并贫血。

贫血对孕妇的影响:轻者无明显症状,重者可有乏力、头晕、心悸、气短、食欲不振、腹胀、腹泻、皮肤黏膜苍白以及口腔炎、舌炎等。由于贫血孕妇对疾病的抵抗力下

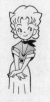

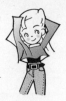

降,容易患各种疾病。胎儿生出后,产妇容易发生产后出血,贫血降低了产妇的抵抗力,容易并发褥期感染。

贫血对胎儿的影响:一般情况下,对胎儿影响不大。但当孕妇患严重贫血(血红蛋白低于60克/升)时,会因胎盘供氧和营养不足,引起胎儿生长受限、胎儿在宫内缺氧,影响胎儿的智力,也可以引起早产或死胎。出生后婴儿抵抗力差,容易生病。

71.预防贫血的方法有哪些

首先,要补充足够的营养食物,以满足孕妇本身及胎儿的需要。动物的内脏、绿色蔬菜、动物蛋白及植物蛋白类食物中均含有丰富的蛋白质、铁、维生素,切勿偏食或素食。用铁锅炒菜也可补充铁。

其次,因为铁的吸收率低,尤其植物性食物中的铁吸收更低,故许多学者建议孕妇在怀孕4个月以后可补充硫酸亚铁0.3克,每日1次,配合用维生素C吸收更佳,以预防缺铁性贫血。同时,建议怀孕4个月以后每日补充叶酸5毫克,预防巨细胞性贫血。

另外,要及时治疗慢性失血,如痔疮、牙龈出血、鼻出血等。如有慢性消化不良,要及时治疗,促进营养物质吸收。

72.孕妇是不是吃得越多越好

妇女怀孕后，由于生理上的需要，必须增加营养，但也不能吃得过多。孕妇吃得太多，未必是好事。有事实证明，吃得越多，体重就增加过多，当妈妈时比一般孕妇要付出更大的代价。

有的孕妇在孕期认为吃得越多越好，这样胎儿发育得好，生出来后容易养。其实不是，营养过剩，对胎儿有弊无利。例如，过多食用肉、鱼、巧克力和甜食，使体液呈酸性化，血中儿茶酚胺水平升高，孕妇易出现烦躁不安、爱发脾气、易伤感等消极情绪。这种情绪会使母体内激素和其他有害物质的分泌增多，导致胎儿出现唇裂、腭裂的危险性增加。

实际上，孕妇的营养要适度。孕妇的食谱要多种多样，如果只盯着少数几样吃，那么即使是营养丰富的食物也会产生不良后果。营养不足及营养过度均不利于母子健康，营养适度最好。对于孕妇来说，没有绝对不适合的食物，只要合理、平衡，食物种类越广泛越好。辛辣食物对胃有刺激，不宜多吃。生冷食物容易受污染，所以食物要干净，食具要清洁。饮食卫生对孕妇至关重要。

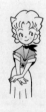

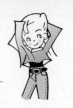

73.孕妇感染乙型肝炎病毒会传染给胎儿吗

孕妇感染乙型肝炎病毒会传染给胎儿。乙肝病毒可通过胎盘传染给胎儿;在生产时胎儿接触阴道内的血液、分泌物,或吸入、吞入血液或羊水而受传染;出生后可通过与母亲密切接触,沾染母亲的唾液、乳汁及其他分泌物,或有乳头皲裂时吸进母血而受感染。

乙肝表面抗原阳性,是指人体已受乙肝病毒感染。孕妇往往没有肝炎的症状和体征,但不能确定有无传染性,还要测定乙肝 e 抗原来表示乙肝病毒繁殖状况。如 e 抗原阳性,血液就有传染性。大部分受感染的婴儿将成为终身乙肝病毒携带者,其中一部分到成年会成为慢性乙肝、肝硬化、肝癌病人。

为了保护婴儿,在早孕建卡时孕妇要化验乙肝血清学检查, 在计划免疫中也规定每个新生儿都要接受乙肝疫苗免疫接种,目前主张只要新生儿接受免疫,仅乙肝表面抗原阳性母亲可为婴儿哺乳。

74.职业女性怀孕时应怎样保护身体

为了保护你的身体和未来宝宝的健康,怀孕时应注意:

(1)脱掉高跟鞋,穿低跟、掌面宽松舒适、行动方便的鞋。不穿紧束胸罩及衣裤。

（2）推掉应酬，少去舞厅、宴会等拥挤的公共场所，以防病毒感染。特别提醒职业女性在怀孕时少用手机，尤其是早期不用或少用手机。因为怀孕早期是胚胎分化、发育的重要时期，也是最容易受内外环境影响的时期。用者应避免将其贴近耳朵，这样能减少80%~90%的辐射量。怀孕初期的孕妇，更不应将手机挂在胸前，以减低辐射对胎儿的影响。

（3）孕妇随着腹部逐渐隆起，每天如坐公共汽车上下班的，一上车就要抓牢扶手或给自己找个座位，因为急刹车会让你失去平衡甚至摔倒。另外，要等车完全停稳后才能下车。如车里比较拥挤，请你用手挡在腹部以防不测。

（4）如果你的工作性质是需要长时间坐着的，你应该把后背紧靠在椅子背上，必要时还可以在背部放一个小枕头，这样坐着舒服。如果累了起来走动走动，因为这样有助于血液循环并可以预防痔疮。要是孕妇写字或上电脑的工作量很大，最好是至少每隔一小时给自己放松一下。

（5）如果你的工作性质是需要长时间站着，这会减缓腿部的血液循环，导致水肿及静脉曲张。孕妇必须定期让自己休息一下，坐在椅子上，把双脚放在小板凳上，这样有利于血液循环和放松背部。如果没有条件坐，那就选择一种让身体最舒适的姿势站立，活动相应的肌肉群，可以尝试把重心从脚趾移到脚跟，从一条腿移到另一条腿。

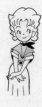

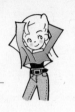

75.腹中胎儿是怎样长大的

精子卵子结合形成受精卵,在母体子宫内生长发育,长大成为成熟的胎儿后自母体分娩出体外,历时约10个月,即40周(280天)左右。胎儿的生长过程可分为两个阶段。

(1)胚胎期:2个月内称为胚胎期,期末胚胎已初具人形。此期是其主要器官结构完成分化时期。

(2)胎儿期:第3~10个月,此期间胎儿逐渐生长发育成熟。怀孕4个月末(16周末)胎儿身长约16厘米,体重约110克,性别清晰可分,部分经产妇已能自觉胎动。初产妇4.5~5个月感胎动。正常胎动12小时大于30次,反映胎儿情况良好,如在20~30次应加以注意,次日应重复计数,如12小时小于20次,可能胎儿在官内缺氧,应及时到医院诊治。妊娠4.5~5个月,这时医生由腹部可听到胎心音,正常胎心音节律整齐,每分钟140次左右。若每分钟听到的胎心音大于160次或小于120次均为异常,说明胎儿在官内已缺氧,应及时处理。怀孕10个月 (40周末) 时,胎儿体长50厘米左右,体重平均约3400克,发育成熟,皮下脂肪丰满,肤色红润,发长2~3厘米,指甲已超过指(趾)端,出生后哭声洪亮,吸吮能力强。能很好存活。

76.怎样进行胎教

现代科学认为,胎教可以改变、强化胎儿素质,对孩子的一生会有重大的影响。经过胎教的婴儿学走路、学说话均比一般的婴儿早,反应灵敏,记忆力强,而且出生后体格健壮、聪明伶俐。胎教应从妊娠3~4个月或更早的时间开始。

(1)孕妇应保持良好的精神状态、稳定的情绪及精神修养。要做到这一点,除了应有好的环境、条件及营养外,孕妇自身应学会保持情绪稳定,多接触真、善、美的事物,克服邪念。夫妇间应多些亲密、幽默、活泼风趣的交谈。

(2)孕妇需学习,兴趣要广泛。孕妇在怀孕期间经常阅读趣味性故事、古诗、外语等书,看喜剧,同时接受绘画、音乐等方面的熏陶,经常听低频柔和的乐曲。适当地交往,游玩等。这样,新生儿从出生的第一天开始就会对周围的环境产生反应,对周围的声音及环境并不陌生。

(3)从妊娠第4个月起,每天定时抚摸胎儿。具体方法为:孕妇取侧卧位,全身肌肉放松,用双手放在腹部,由上至下轻轻地抚摸胎儿,动作要轻柔,每次5分钟左右,可以锻炼胎儿的触觉或促进胎儿发育。如果胎儿四肢活动,可作局部的抚摸。怀孕7~8个月时,父母可与胎儿说话。

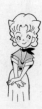

FUNÜ BAOJIAN XIAOSHOUCE

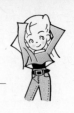

77.哪些原因可引起流产

流产的原因很多,主要有:

(1)夫妇任何一方有染色体异常可传至子代,染色体异常的胚胎有50%~60%发生早期自然流产,即使少数妊娠至足月,出生后会发生畸形或有功能缺陷。如发生流产,妊娠产物有时仅为一空孕囊或已退化的胚胎。

(2)母亲患全身性感染,高热可引起子宫收缩导致流产。细菌毒素和病毒通过胎盘进入胎儿血循环,使胎儿死亡导致流产;母亲患严重贫血或心衰可致胎儿缺氧,也能引起流产;或患慢性肾炎、高血压,胎盘发生梗死也可引起流产。还可能由于内分泌异常,如黄体功能不全、甲状腺素缺乏等影响胚胎的正常发育,均可导致流产。

(3)母亲有子宫畸形(如子宫发育不良、双子宫等)、子宫肿瘤(如黏膜下肌瘤等)、宫颈重度裂伤等生殖器官疾患,均易引起流产。

(4)其他,如过度吸烟、酗酒、过量饮咖啡、接触有毒有害物质、过度劳累、撞击、性交过度等,亦有造成流产的可能。

78.出现先兆流产怎么办

先兆流产是指仅有流产先兆,表现为少许的阴道血性分泌物或少许阴道出血,伴有轻微下腹部疼痛。经检查,子宫大小与怀孕的月份相符,子宫口未开。妊娠试验、超声波检查均显示胎儿是活的。

如只有少量阴道出血无腹痛,可以先卧床休息。如休息后出血仍不止或反而增加,应立即去医院检查胚胎发育是否正常,流产是否可以避免,以确定治疗方案。如各种检查提示胚胎是好的,则90%以上的孕妇可度过早期阶段。稳定孕妇的情绪,给予精神上的支持。卧床休息,给予充足的营养,必要时用黄体酮等保胎。但不是每个孕妇都能保住胎儿,有些先兆流产可进一步发展成难免流产、不全流产或完全流产。

如果连续自然流产3次或以上,则称为习惯性流产。近年国际上已称习惯性流产为复发性流产,次数为2次或以上。每次流产发生于同一妊娠月份,其流产过程与一般流产相同。

79.停经后阴道流血就是先兆流产吗

停经后阴道流血的原因有很多,不一定都是先兆流产,先兆流产仅仅是阴道流血的原因之一。

流产有各种类型,表现为阵发性小腹坠痛,同时有数量不等的阴道流血。孕妇应去医院检查:如胚胎正常、宫口未开是先兆流产,可保胎治疗;如出血多、宫口已开大,或胚胎组织已掉出或停止发育,应及时行清宫术。

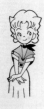

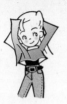

　　凡生育年龄妇女有月经过期,应做尿妊娠试验,及早诊断有无怀孕,并确定是否正常妊娠。怀孕早期下腹一侧剧痛,伴有少量阴道出血甚至昏厥,可能是宫外孕,应及时去医院明确诊断。宫外孕常在早期(孕6~8周)发生破裂出血,引起急性腹痛,严重者可因腹腔内大出血导致休克,甚至危及生命。

　　有些妇女怀孕后不是正常妊娠,而是葡萄胎。当开始出现症状时与先兆流产很像,如不及时处理会发展成大量阴道流血,甚至出血性休克。

　　有人认为怀孕早期阴道出血不要紧,只要躺在床上休息一下就好了,这是非常错误的。妊娠早期出现腹痛、出血一定不是什么好的征兆,如果出现上述情况,一定要及时去医院治疗。

80.减轻早孕反应的方法有哪些

　　早孕反应虽说不是病,但其"难过"程度不亲身经历则很难体会到的。所以,我们要想尽办法来缓解这种不适。下面的方法你可一试。

　　(1)心理战胜:心情要保持轻松愉快,自学一些保健知识,充分认识早孕反应,解除心理负担。丈夫的体贴,亲属及医务人员的关心能解除孕妇的思想顾虑,增强孕妇战胜妊娠反应的信心,另外还需要一个舒适的环境,都可使症状减轻。

第三部分　孕妇保健

（2）饮食调节：注意食物的形、色、味，多变换食物的种类，使其引起食欲。在能吃的时候，尽可能吃想吃的东西，少食多餐。多喝水，如有呕吐可选择稀粥、西瓜汁、酸梅汤及多汁的水果，既可增加水分、营养，又可调味。避免油腻、炒菜味及其他刺激。改善就餐环境可以转换情绪，激起孕妇的食欲。

（3）适量活动：不能因为恶心呕吐就整日卧床，否则只能加重早孕反应，如果活动太少，恶心、食欲不振等症状会更为严重。适当参加一些轻微的活动，如室外散步、做孕妇保健操等，都可以改善心情，强健身体，减轻早孕反应。

81.怎样预防便秘

孕妇发生便秘是因孕期性激素增加使肠张力及肠蠕动减弱，吃进去的食物不能按照原有的速度从胃、小肠、大肠向消化道远端运送。食物经消化后的残渣在大肠里停留过久，水分被肠壁吸收，加之孕妇运动量减少，易发生便秘。怀孕后期，孕妇增大的子宫和胎头向后压迫肠管，常会感到排便困难。

预防的措施有：一是养成定时排便的习惯，即使没有便意，也应养成此习惯。二是多吃富含纤维的食物和新鲜的蔬菜水果，如玉米面、红薯、芹菜等，香蕉、梨；不吃辛辣食物。三是每日清晨饮开水一杯，平时增加水分摄取。四是适当的运动，像散步、做操等。如大便过于干燥者，可服

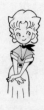

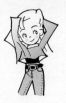

用石蜡油30毫升，或使用开塞露、甘油栓软化大便，但千万不能乱服泻药如番泻叶等。虽然很多泻药对便秘有效果，但可诱发子宫收缩，引起流产或早产，而且一旦停药马上又便秘了。

82.孕期下腹疼痛是什么原因

在孕期的不同阶段，孕妇可因这样或那样的异常而腹痛。

孕早期引起腹痛的常见疾病有各种类型的流产、宫外孕，均表现为下腹疼痛，并有少量阴道出血，应及时去医院检查确诊。妊娠晚期的先兆早产，可出现阵发性的下腹痛；血压高或有外伤的孕妇如发生腹部持续性的胀痛，腹部发硬和数量不等的阴道出血，应考虑有胎盘早剥的可能性，此病可危及母儿安全。

如在妊娠前或孕期检查时发现卵巢囊肿，在改变体位或大小便后突然发生持续性下腹部绞痛伴恶心呕吐，可能为卵巢囊肿发生蒂扭转，应立即去医院观察、治疗。妊娠合并子宫肌瘤并不少见，当肌瘤发生红色变性时，表现为持续性腹痛伴低热，应住院作保守治疗。

急性阑尾炎是孕妇常见的外科并发症，表现为腹痛、恶心、呕吐、低热。由于妊娠子宫的逐渐增长，阑尾的位置也不断上升，疼痛位置不像非孕期那样典型，确诊后应在积极抗炎治疗的同时立即进行手术。

总之，孕期腹痛的病因较多，宜早期确诊以免延误病情。

83.怀孕期间可以性交吗

怀孕期间可以性交,但由于身体生理状况变化很大,性生活也要作相应的调整。

怀孕头 3 个月内,不应过性生活。因子宫较敏感,此时性生活可引起盆腔充血、机械性创伤,或者引起子宫收缩而诱发流产。孕期最后 2 个月内,不应过性生活。因胎儿迅速增长,子宫明显增大,宫颈渐渐软化缩短,并出现生理性扩张,如此时过性生活,容易引起胎膜创伤,胎膜早破后又极易造成脐带脱垂,细菌上行感染,危及宫中的胎儿,也危及孕妇本人。

怀孕 4~8 个月内,胎儿在子宫内处于相对稳定状态,可以过性生活。但要注意其频率与强度,一般可 1~2 次/月,动作要温柔,幅度不能过大。而且孕期过性生活要讲究卫生,尤其是丈夫要注意阴茎清洁,且最好用避孕套,以避免将细菌带入妻子体内,引起不必要的麻烦。随着孕期的增加,子宫逐渐增大,尤其是怀孕 6 个月后,腹部膨隆,此时过性生活宜改变体位,最好采用以女性在上方及斜行交叉的姿势,以避免孕妇腹部受压。

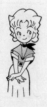

84.怎样预防早产发生

妊娠满 28 周至不满 37 周间分娩者称为早产。在此

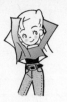

阶段内分娩的新生儿,各器官的发育均不成熟,体重小于2500克,称早产儿。有资料表明,出生新生儿死亡中,有3/4是早产儿,而存活的早产新生儿中,有少部分可能会遗留智力障碍或神经系统的后遗症。早产儿通常要在保温箱里照顾,甚至要动用呼吸机辅助呼吸等抢救措施,等到自身生存能力发育完全后可以离开保温箱。那么如何预防呢?

必须加强孕期检查,指导孕妇注意孕期卫生,高度重视可能引起早产的因素,如过去有流产史、早产史或本次妊娠有过流血史的孕妇。不过度劳累(脑力劳动及体力劳动),避免急性感染,避免意外受伤,节制性生活等。

如有下腹部坠痛或阴道血性分泌物,要去医院检查,必要时提前入院。卧床,尤其要采用左侧卧位,这可以减少自发性宫缩,提高子宫血液灌流,改善胎盘功能,相对来说也就增加了胎儿的氧和营养供给,并要在医生指导下用药。如果处理适当、及时,早产是有可能预防的。

85.腿脚浮肿需要看医生吗

妊娠晚期,许多孕妇出现腿脚浮肿,用手指压之可出现局部凹陷。这种水肿一般下午明显,卧床及夜间休息后消退,如不伴其他症状,如高血压、蛋白尿等,则属生理现象,不需看医生。

由于怀孕后内分泌的改变,使体内水钠潴留;另外,子宫增大压迫下腔静脉,使血液回流受阻,下肢静脉压升

第三部分 孕妇保健

073

高，孕妇在久站或久坐时，水分在下肢积聚，出现凹陷水肿。一般水肿发生于下肢远端，做站立工作的孕妇更为明显。所以在妊娠晚期，孕妇应尽量避免长时间站立，工作间歇可坐下抬高下肢或侧卧片刻。夜间入睡应采取左侧卧位，以减少对下腔静脉的压迫，增加回心血量及尿量。下肢潴留的液体可通过尿液排出，水肿也会随之减轻。

在饮食方面，增加蛋白质摄入，如瘦肉、蛋等。注意不可食盐过多，以免水钠潴留加重水肿。定期产前检查，以确定是否有蛋白尿或高血压症状出现，如果孕妇不仅水肿，而且伴有高血压、蛋白尿，则属病理现象，应及时看医生。

86.孕妇腰背疼痛怎样预防

妊娠后半期，孕妇时常感觉腰背痛，临近产期时则更加明显。如果孕妇原先就经常体育锻炼，肌肉弹性好，其症状则相对可以轻些。

发生腰背痛的原因是由于关节韧带松弛，不断增大的子宫向前凸，身体重心前移，为保持平衡，只有靠背部后仰才能维持直立状态。背部肌肉长期处于这种不自然的紧张状态，自然会有不舒服和酸痛的感觉。同时，这种姿势使得腰椎向前、胸椎向后，脊柱弯曲度越来越大，即会出现疲劳性腰痛。

那么如何预防呢？不要久站，走路时要挺起腰板，并且身体重心要放在脚跟上。弯腰做事有讲究，如果你要扫

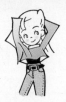

地,把可伸缩的扫帚柄拉到最长。像使用吸尘器打扫这样的事,还是交给老公或其他人去做吧。拾物时不要站着弯曲腰部,而是双腿弯曲,同时背部挺直,尽量使用腿部的力量。坐姿、睡姿都需调整到最佳状态,不断更换姿势。穿柔软合适的低跟或坡跟鞋,防止下肢水肿,保证充足的休息和卧床时间,按摩局部疼痛处等。其实防止腰痛的方法很多,只需平时生活中多些细心,注意技巧,腰痛就会远离你。

87.在家怎样纠正胎位

如果胎儿在子宫内的位置是横位,或者是臀部朝下的臀位,那么就需要纠正胎位了。纠正胎位的方法很多,我们介绍孕妇或其家属能帮助做的几种方法。

(1)胸膝卧位:此方法一般用于妊娠30周后,胎位仍为臀位或横位者。孕妇于饭前或进食后2小时,或于早晨起床及晚上睡前做。事前应先排尿,解开裤带,胸膝卧位的姿势如图所示,每日2次,每次15分钟。连做7天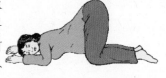后复查。不成功可继续做一疗程,有效率60%~70%。少数孕妇在做胸膝卧位时会出现头晕、恶心、心慌等现象,如果不能坚持时应马上停做。如有高血压等妊娠合并症时则不能做,或做之前咨询一下医生。

(2)艾灸阴穴:此方法可配合胸膝卧位同时做,孕妇可自己做,或由家人协助,用点燃的艾卷熏阴穴(即足小趾甲跟外侧角1分),每日1次,每次10分钟左右,5次为一疗程。

(3)侧卧位:对于横位或枕后位可采取此方法,侧卧时还可同时向侧卧方向轻轻抚摸腹壁,每日两次,每次15~20分钟,也可在睡眠中注意侧卧姿势。

88.孕妇可以驾车或骑自行车吗

一般来说,怀孕后只要肚子没有大到破坏身体平衡的地步,都可以骑自行车。但过了什么时期身体才会失去平衡呢? 这因人而异。

如果肚子大到感觉会有危险的程度,就不要骑自行车了。不过现在考虑到母儿的安全,怀孕7个月后最好还是不骑自行车。骑自行车的时间最好在半小时以内。如果骑自行车时间长了, 下身会感觉不舒服, 容易引起痔疮等。当你骑自行车上坡时,也一定会使腹部用力,在这种时候,不要骑比较好。不论是骑自行车、运动还是性生活。让腹部紧张、有压力都是不好的,这也是怀孕中所必须注意的一大原则。

一般来说,怀孕期可以自己开车。但要注意开车时要系好安全带、保护好腹部避免撞及, 但不能长时间地开车,因开车时间长,思想高度集中,容易疲劳、下肢浮肿,劳累后易引起流产、早产。一般到了7个月后,腹部隆起,行动不太方便,开车也不太安全了,最好自己不开车为好。

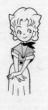

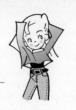

89.孕妇可以做哪些运动

平时习惯于锻炼的妇女，在孕期往往会问："我可以进行哪些运动呢？"在怀孕期间，根据自己的体力和爱好，做一些运动量不大的活动是必要的，也是安全的。

适当的活动可以促进新陈代谢，增强心肺功能，锻炼全身特别是腹壁、腰背的肌肉，有利于分娩；户外活动能呼吸新鲜空气，沐浴阳光使体内产生维生素 D，加强食物中的钙、磷物质的吸收利用，以供母体和胎儿骨骼的发育。户外散步、做操、打拳、做家务等运动量不大的，妊娠早、中期身体负担不重时，都可以选用。游泳的运动量很大，对孕妇来说，一般是不适宜的，尤其在妊娠晚期更是如此。另外，难以保证游泳池水质清洁卫生和游泳时不受他人碰撞。所以，怀孕后游泳往往会发生外阴、阴道感染，细菌上行还可以引起宫腔内感染，危害母儿。但如果水质是好的，平时经常在锻炼的，在怀孕早、中期也是可以游泳的。有心、肺疾病者及早产史、产前出血等，少运动为宜。

90.怀孕期间怎样打扮自己

爱美之心，人皆有之。那么，女性在怀孕后如何打扮呢？

(1)皮肤护理:怀孕时期的皮肤需要保护,可用高质量的滋润保湿产品、防晒用品,尽量避免使用油性的乳液或含有香精或酒精成分的清洁液来洁净脸部。

(2)化妆:一般来说,不鼓励孕妇化妆,因为很多化妆品中含有铅、汞成分,经常使用可能对胎儿造成不良影响。但是爱美的孕妇偶尔为之,化个淡妆也没有关系。不过,你应该选择带保湿成分的化妆品或保养品,要记得及时并彻底卸妆,让皮肤好好透气。

(3)头发:不要烫发,剪一个漂亮的短发也不错呀,因冷烫精、染发剂等对胎儿是不利的。

(4)衣服:孕妇的衣着以轻软、宽松、得体、舒适、透气的棉质衣料为宜,不应束紧胸部和腹部小,否则会影响胎儿生长。夏天可穿宽大的连衣裙,冬天穿大衣,以羽绒、腈纶棉等轻软质料为宜。上衣要宽松,方便上肢活动,长裤也要宽大,裤腰肥大,裤腰带不够长时,可穿背带裤,不宜穿紧身裤,以免压迫腹部,减少胎盘血流量,影响胎儿的正常发育。

(5)鞋、袜:以平跟、软底鞋为宜,那些漂亮的高跟鞋收藏起来,分娩以后再穿。袜子应注意袜口不要过紧,以免引起下肢静脉曲张和水肿。

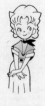

91.应准备哪些婴儿用品

怀孕8个月后就可以开始为您即将出生的小宝宝准

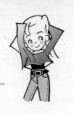

备用品及衣物了。

准备原则：一是配合季节及经济状况选择使用物品；二是注意婴儿安全、舒适、健康为原则；三是衣服选择以柔软舒适、易脱穿、易洗耐穿，夏天能吸汗，冬天能保暖，避免使用人造纤维的衣物为原则。

需准备的婴儿用品有：①衣物：内衣、睡袍、短上衣、口水垫、小袜子、小手套、纱布手帕等。②尿布：尿布、隔尿纸、纸尿片、爽身粉、安全扣针等。③婴儿床用品：小床、床垫、床单、轻棉被、蚊帐等。④沐浴用具：澡盆、婴儿用的肥皂、肥皂盒、小毛巾、大毛巾、护肤用品等。⑤喂奶用品：250毫升(8安士)奶瓶6个、125毫升(4安士)奶瓶8个、奶瓶煮沸器或普通盖的大锅、奶粉、奶瓶刷、洗洁精、夹钳、小毛巾。

92.针对分娩应作哪些准备

分娩前作好充分的精神和身体方面的准备以及物质准备是保证安全分娩的必要条件。

(1)精神准备：孕妇应该要有信心，对分娩要有正确的认识，以愉快的心情迎接婴儿的降临。丈夫该给孕妇充分的关心和爱护，周围的亲戚朋友及医务人员也必须给孕妇一定的支持和帮助。

(2)身体准备：分娩时体力消耗较大，因此分娩前必须保证充分的睡眠时间。接近预产期的孕妇应尽量不外出和旅行，但也不要整天卧床休息，轻微的、力所能及的运动还是有好处的。双职工的小家庭在妻子临产前,丈夫尽量不要外出,实在不行,至少夜间需有其他人陪伴,以免半夜发生不测。

(3)物质准备:分娩时所需要的物品,怀孕期间都要陆续准备好,怀孕最后1个月要把这些东西集中在一起,放在家属都知道的地方。如孕妇的围产期保健卡、医疗证等,产妇入院时的日用必需品如洗漱用品、卫生纸、月经垫等。分娩时需吃的点心也应准备好。

总之,准备越充分、越周密,越有利于分娩或母婴生活。

93.什么时候去医院待产比较合适

一般情况下,孕妇出现腹部一阵比一阵紧的周期性子宫收缩,收缩时腹痛、腹部变硬,停止收缩时腹部变软;或者有的孕妇腹部出现规律的痉挛或后背痛,这时可去医院待产。如提前入院,在医院待的时间太长,吃不好,睡不好,再加上受其他产妇的影响,思想顾虑重重,造成身心疲惫;另外,也增加了经济负担。

但出现下列情况应及时去医院待产。需要立即入院的情况有:阴道流出很多水、突然发生的胎动异常、阴道出血量如平时的月经量等。有计划提前入院者:如胎位不正或骨盆狭窄等。前置胎盘即使不出血也应提前住院,妊娠超过预产期应在41周时入院。有其他产科合并症者,如心脏不好、发生心衰等应及时住院。但如交通不方便,家离医院路程太远等,有了不规则的腹痛、"见红"也可提

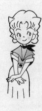

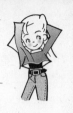

前入院。

　　分娩医院的选择应根据自己的经济条件、何种分娩方式、紧急的时候会如何处理、住院的伙食、医院的技术水平及服务态度等情况进行安排。这些你都可以事先列表，就你所想的这些事，向医院询问，或询问在该医院生产过的妇女以后，再做最后的决定。

（孔杏丽）

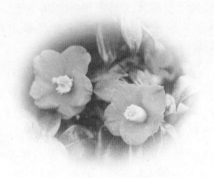

第三部分　孕妇保健

第四部分 产妇保健

94. 阵痛开始后需要卧床吗

分娩的发动是以子宫收缩开始的。由于子宫收缩牵动周围组织,使子宫壁发生缺氧和其他化学变化;子宫颈口扩张以及胎头紧压骨盆底组织等情况都是较强的刺激,所以产妇在分娩过程中会出现阵痛。

产程开始时,阵痛间歇较长(约5~6分钟),持续时间较短(30秒钟左右)。随着产程的进展,疼痛持续时间渐长。此阶段为第一产程,在待产过程中,如果胎膜未破,宫缩不强,待产妇可以在室内活动、行走,下床活动可促进子宫收缩。倘若胎膜早破,则必须绝对卧床休息,不然,很有可能并发脐带脱垂,危及胎儿生命。为了保存精力,在宫缩间歇要抓紧时间休息。

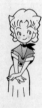

95.破水了该怎么办

阴道流水,突然大量流出液体或少量持续不断,可能为胎膜破裂,俗称"破水"。破膜后,子宫腔与外界相通,增

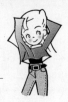

加了上行感染的机会；在胎头浮动或胎位不正时还增加了脐带脱垂的危险。故无论有无子宫收缩，均应及时就医，确定破水者应入院。

为防止感染发生，局部应使用消毒会阴垫。胎头浮动或胎位不正者应就地取卧位，不可下地活动，孕妇要自己记住破膜的时间。破膜后注意胎动、胎心的变化，如有异常则是胎儿宫内缺氧的表现，要引起高度重视。

如怀孕6个月之前，不幸破水，胎儿存活率不高且早产并发症很多，一般建议终止妊娠。妊娠6~8个月期间破水，则考虑保守期待疗法，依状况给予抗生素、安胎药或甾族化合物来提高胎儿存活率。妊娠34周以后破水，则先评估胎儿肺部成熟度，若未成熟则先安胎及卧床休息，待宝宝成熟后再引产。

96.分娩时如何"加油"

宫口开全后，产妇会有下坠感，禁不住屏气使用腹压，胎儿由子宫进入产道，这个时期是保障母子安全的关键时刻，产妇必须同接生人员密切配合。

产妇进入产房，平卧于产床上，两腿屈曲分开，两手抓住床边的扶手，宫缩时吸一大口气憋住，像解大便一样用力配合宫缩，使劲往下屏气，时间持久一点。宫缩间歇时停止，全身放松休息以保持精力，养精蓄锐迎接下一次宫缩。正确使用腹压可以缩短产程，生得快。使用腹压时臀部要稳住，以便接生人员保护会阴。当胎头仰伸快要娩出时,应听从接生人员的指导,宫缩时不再用劲,而要张嘴哈气,使会阴肌肉充分扩张,让胎头缓缓娩出,防止用力过猛致胎头娩出过快,会阴严重裂伤。

生孩子时间的长短和产妇年龄、胎位、精神因素等有关系。初产妇一般需要 10 多个小时到 20 个小时,经产妇因为子宫颈和骨盆底的组织经过分娩的扩张变得松弛,故多数比初产妇分娩进展得快,产程在 10 个小时以内。

97.剖宫产比阴道分娩好吗

从医学角度来评判,当然是阴道分娩好。因为阴道分娩是一种自然生理现象。自然分娩对产妇身体损伤小,产后体力和精神恢复快;乳汁分泌早,能很好地进行母乳喂养。胎儿通过产道的挤压,有助于婴儿出生后排出肺部和呼吸道中的液体,减少新生儿肺炎的发生。此外,还可增加婴儿对缺氧的耐受力。

可能的并发症:产道软组织损伤,会阴侧切伤口感染,阴道组织松弛。剖宫产是一种助产手术,是一种非生理性的分娩方式。

可能的并发症:可能会给母子带来近期和远期的并发症,如术中和产后出血,母亲脏器和胎儿损伤,子宫或腹壁切口感染,盆腔黏连,再次妊娠有可能出现子宫破裂,新生儿可能出现特发性呼吸窘迫综合征、黄疸,并有可能影响婴儿今后情感发育。

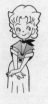

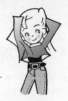

因此，在没有难产或异常情况出现时应尽量争取阴道分娩。

98.分娩时为什么要做会阴切开术

初产妇在分娩时，一般助产人员都要给她切开会阴。为什么要这样做？会阴切开常用于哪些情况？

初产妇会阴较紧，分娩时常发生不同程度的撕裂，为防止会阴不规则撕裂和损伤肛门，免得以后给产妇带来痛苦，将产妇会阴切开一点，既避免了会阴损伤，且剪开的伤口整齐，缝合时对合好，愈合也快，一般3~5天拆线，不会有后遗症。

手术助产如产钳或胎儿吸引术时，为了防止会阴撕裂，大多数需切开会阴。

分娩过程中如有胎儿窒息，为了迅速娩出胎儿，大多需切开会阴。

早产时胎儿虽小，但为了避免损伤娇嫩的胎儿，也必须切开会阴。

会阴切开能缩短分娩时间，减少盆底组织的松弛，减少产后阴道壁膨出及子宫脱垂。当然，会阴切开是根据具体情况施行的，如果胎儿不大，会阴组织伸展性好，接生人员保护会阴得法，就不需要切开。

第四部分 产妇保健

99.为什么会发生难产

大多数产妇可以顺利分娩，但也有约 18% 的产妇可能发生不同程度的难产。决定分娩的四个因素，即产道、产力、胎儿、产妇的精神因素。如果这四个因素都很正常，而且互相协调，就可以顺利分娩。若其中一个或一个以上因素不正常，就会发生难产。

凡骨盆狭窄或畸形多数造成难产。另外，盆腔肿瘤阻塞或宫颈、阴道坚韧无弹性也可导致难产。如果胎儿小，骨盆也较小的也可娩出，这种情况产科称之头盆相称；反之，骨盆大小正常的妇女，怀的胎儿过大，也可以造成难产，这叫头盆不称。产力很强的产妇可以克服头盆轻度不称所造成的阻力而顺产；产力很弱即使是头盆很相称，也可使产程停滞，最终造成难产。产妇精神过度紧张，可引起子宫收缩力异常，影响产程进展，导致难产。

因此，上述四个因素是相互联系、相互制约的。

100.分娩后什么时候可以下床走动

刚分娩后，产妇常感到身体十分疲乏，所以，在分娩后的 24 小时内应卧床休息。对于顺产的妇女，产后出血较少、平素身体健康的，产后 24 小时可以下床活动。对于会阴切开、难产、剖官产的妇女，下床时间可适当推迟。要多翻身，适当在床上进行活动或先起坐。下床以后逐渐增

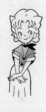

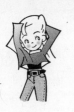

加活动量。

起床第一天，早晚可在床边坐半小时；第二天可在房间内走动，自理大小便；如无不良反应，第三天再逐渐增加活动时间和范围，还可做产后体操；产后2周左右可以做轻便的家务活和护理婴儿；产后1个月俗称"满月"，除护理婴儿、家务劳动外可以到户外活动，这时可以基本恢复正常生活。当然，要根据个人的具体情况来掌握其活动开始的早晚、活动量的大小、活动时间的长短，要因人而异。

产后早期活动有许多优点，可以加快促进身体新陈代谢及各种生理功能，使产妇精神和体力尽早恢复，可以有助于子宫的复旧和恶露的排出，可以促进膀胱功能的恢复，减少产后发生尿潴留和泌尿系感染等等。那种认为产后妇女只需保养、不需运动，不让下地活动，甚至于吃饭、大小便都要在床上进行，这种"坐月子"的旧风俗是不科学的。

101.产后为什么还会发生腹痛

在分娩以后，可能会发生腹部阵发性疼痛。这种腹痛是产后正常的生理现象。一般多在产后1~2天内出现，3~4天后自然消失，时间长者一周内消失。疼痛时，下腹部呈阵发性疼痛，恶露增加。初产妇疼痛较经产妇轻，疼痛时间也比较短。

产后腹痛是因为子宫在复旧过程中，由子宫收缩引起。分娩后子宫容量要从足月时的 5000 毫升缩小到非孕时的 50 毫升。子宫必须通过收缩来完成这一恢复过程。

但是，如果疼痛现象超过一周，并为连续腹痛，或伴有恶露量多、色暗红、多血块、有臭味，这多属于盆腔有炎症，可能是子宫内膜炎、宫旁组织炎、输卵管卵巢炎，应尽快上医院。同时要监测体温，如果体温达 38.5℃ 或 39℃ 以上，说明感染加重，细菌可进入血液中，引起败血症，甚至中毒性休克。

102.产后什么时候恢复月经

多数妇女在产后哺乳期间不来月经，这属于生理现象。这是由于哺乳期妇女卵巢功能受垂体前叶分泌的催乳素的抑制而造成的。

产后什么时候恢复月经？这往往与母亲是否哺乳、哺乳时间长短以及母亲的年龄这几方面有关。

一般妇女在产后 1 个月卵巢功能就已恢复而发生排卵，而且在产后 3 个月卵巢功能不再受婴儿吮乳动作反射性影响而受抑制，大多数可恢复月经和排卵。但有的妇女哺乳期内一直没有月经来潮，直到断奶以后才恢复月经。如果产后自己不哺乳，一般产后 6~8 周就会恢复月经来潮。但产后头几次月经可能不太规律，月经的周期、月经量的多少、月经的颜色、有无血块、有无经期腹痛等情

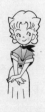

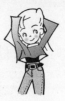

况,与妊娠以前的规律会有所改变。需要来潮几个月以后才会逐渐恢复有规律的正常月经。

103.哺乳可以避孕吗

由于产后有些妇女在哺乳期不来月经,所以有人认为只要哺乳就可起到避孕作用。但现代医学证明,产后4周卵巢排卵功能即已恢复正常,最迟也不会超过产后4~6个月。当卵巢功能恢复后,第一次排卵时正巧过性生活,就可能受孕(称暗孕)而不会有产后第一次月经。

卵巢有排卵就有可能受孕,故不能在哺乳期以为月经未来就可以不避孕。若此时怀孕,由于产后时间短,子宫刚刚复旧,加上正值哺乳期,子宫很软、充血,实行人工流产较困难,容易发生子宫穿孔、出血。尤其是剖宫产术后的妇女,因子宫上有手术瘢痕,所以有损伤子宫切口的可能,引起大出血。

因此,哺乳期一定要避孕。凡认为哺乳期不来月经就不会怀孕,或者用延长哺乳期的办法达到避孕的目的,是既不可靠又不科学的。

104.产后多少时间恢复性生活

产后正常的性生活应在产妇分娩2个月以后进行,但需要根据具体情况而定。过早的性生活会导致妇女患盆腔疾病,影响身体健康。其理由是:

分娩时被撑开的阴道黏膜变得非常菲薄,容易受伤,需要 8 周左右的时间才能恢复;产后妇女卵巢激素分泌的作用不充分,阴道黏膜的柔润度和弹性均较差,过早的性生活容易造成阴道壁的损伤。

如果在子宫颈口尚未完全关闭前过性生活,细菌就会通过子宫口侵入子宫,使尚未完成修复的创面引起感染,从而导致生殖器炎症,如子宫内膜炎、子宫肌炎等,严重时可威胁产妇的生命。

分娩过程中做过会阴切开术,以及剖宫产或曾发生产褥感染的产妇,身体恢复较慢,应待身体完全康复后方可过性生活。

产后第一次过性生活时,丈夫的动作不要过急、粗暴,采取适合的体位和姿势慢慢完成。每周性生活次数以 1~2 次为宜。

105.恶露一直呈血性怎么办

产后从阴道排出来的分泌物叫恶露。产后最初几天,恶露量较多,呈血性,颜色鲜红,称血性恶露;3~5 天后恶露变成淡血性,含有较多的宫颈黏液及阴道渗出物,还有坏死的蜕膜、白细胞及细菌,称浆液性恶露;产后 10~14 天,恶露呈白色或淡黄色,称白色恶露。正常的恶露有血腥味,但不臭,大约在产后 3 周干净。产后恶露一直血性称晚期产后出血。

如产后较长时间恶露呈血性,量多,伴有恶臭味,子

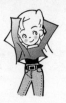

宫复旧差,有时随血排出烂肉样的东西或膜状物,要考虑子宫内可能有胎盘或胎膜残留,随时都有大出血的可能,应及时去医院诊治。剖宫产者,由于缝合子宫时切口对合不好或缝合过密,均影响局部血运而发生坏死,或因感染坏死,发生大量出血。其他如产后子宫滋养细胞肿瘤、子宫黏膜下肌瘤、宫腔异物等,均可引起恶露呈血性。

处理原则:①少量、中等阴道出血,应给予足量抗菌药物(青霉素、先锋霉素类)、子宫收缩剂(如缩宫素、益母草流浸膏等)、支持疗法及中药治疗;②疑有胎盘、胎膜、蜕膜残留,可给予清宫术,术前术后要预防感染;③若为肿瘤,应按相应肿瘤作出处理。

106.怎样预防产后排尿困难

产后出现排尿困难并不少见,对产妇的影响很大,甚至会导致泌尿系统的感染。做到以下几点即能预防产后排尿困难。

(1)在产后4~6小时内,无论有无尿意,都应主动排尿,一般在产后2~3小时内即可自行排尿,只要第一次排尿成功,以后就很少会发生排尿困难。

(2)产后短时间内多吃些带汤的饮食、多喝水,使膀胱迅速充盈,以此来强化尿意。

(3)如不习惯躺在床上小便的产妇,可坐起来解小便。

(4)用手轻揉下腹部,或用热水热敷下腹部。

（5）用热水熏外阴及尿道周围，也可用滴水声诱导排尿。

（6）每天做 3~4 次仰卧起坐运动，每次重复 10~20 次，可加强血液循环，解除盆腔淤血，改善膀胱和腹肌的功能。

107.会阴护理的正确方法是怎样的

产后如不注意外阴清洁，细菌易侵入而出现子宫内膜炎。因此，产褥期必须注意外阴、会阴的清洁卫生。

（1）每天早晚和大便后，用温开水清洗外阴部（不用生水），或用 1:5000 高锰酸钾溶液清洗，不宜坐盆内洗。

（2）用 5%PVP-I 溶液擦洗外阴及会阴部，由前向后顺序擦洗，最后擦洗肛门周围。

（3）尽量保持会阴部的清洁干燥，经常更换内裤、月经垫，并在太阳光下照射消毒。

108.月子里的产妇可以洗澡吗

按照中国的传统习惯，认为产后不能洗澡，否则易受"风寒"而得"月子病"。其实，这种提法是不科学的。产后代谢旺盛，出汗很多，乳房溢奶，阴道又有恶露排泄，全身发黏。因此，产妇应比平时更加注意清洁卫生才对。

产后洗澡应当淋浴，水温在 37~40℃，室温最好为 26℃。淋浴时应有人陪伴，以免发生晕厥，勿在饱餐后或

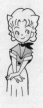

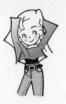

饥饿时洗澡。洗澡次数可按季节安排，一般是每周 2~3 次，每次 3~5 分钟。对于难产、剖宫产或身体虚弱的产妇，可用热水擦洗全身。产后不能盆浴和全身浸入水中，以免细菌经阴道上行，造成产褥感染。

有的产妇在月子里，因怕"受风寒"，不论天气如何，总是捂得严严实实，同时门窗也闭得不透风，又不洗澡，室内气味难闻。其实，这样做对产妇及婴儿都是极为不利的，易患呼吸道疾病，在夏季产妇还容易中暑。因此，要保持室内空气新鲜，定时通风换气，但应避免直流风。

109.产妇可以看电视吗

妇女分娩后经过一段时间的休息，可使因妊娠后引起的各种生理负担减轻或消失，体力逐渐恢复到妊娠以前的状态。如果妊娠期间没有合并妊娠高血压综合征，血压是正常的，眼底没有改变，而且产褥期没有其他全身疾病的话，产后完全休息好之后，适当看会儿电视是可以的。

产后最初几天，最好是半坐起来，在很舒适的位置看电视，不要躺着或侧卧位，以免影响视力；看电视时间不要太长，以免造成视力疲劳。产后不要看惊险或带有刺激性的电视，以免造成精神紧张；看电视也不能看得很晚，以免影响睡眠，睡眠不足会使乳汁分泌量减少，应加以注意。

110.初乳可以吃吗

妊娠晚期,挤压乳房有混浊的淡黄色液体流出,这便是初乳。产后 1~2 天其量更多,颜色呈金黄色,很像鸡蛋黄。

初乳内含有初乳小体,有较高的白蛋白含量,而脂肪和糖的含量较低,其球蛋白和血液内的球蛋白相似,极易为婴儿所消化吸收,对刚出生的新生儿尤为适宜。初乳还含有丰富的抗体,能增强婴儿的抗病能力,起到保护自身健康的作用;它还有缓泻作用,以助胎粪的排泄。

据报道,初乳含有分泌型免疫球蛋白,以产后第一天含量最高,以后迅速下降,新生儿吃了初乳后,肠道有了大量分泌型免疫球蛋白,这有利于防止病原体对新生儿肠道的侵袭和损害。产妇要珍惜初乳并充分利用,不要将初乳视为不正常的乳汁,不敢给婴儿喂而将其丢弃,那就大错特错了。

111.什么是按需哺乳

孩子出生后头几个小时和头几天要多吸吮母乳,以达到促进乳汁分泌的目的。每当婴儿因饥饿啼哭或母亲感到乳房充满时就应进行哺乳,哺乳间隔是由婴儿和母亲的感觉决定的,这就叫按需哺乳。

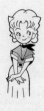

我们提倡按需喂哺婴儿,但这并不是说婴儿一哭就

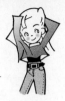

得喂。因为婴儿啼哭的原因很多,也许是尿湿了,或是想抱了,或是受到了惊吓,妈妈应作出分析判断。

一般情况下,未满月的婴儿每天吃奶 8~12 次,满月的婴儿可以每隔 3 个小时左右喂奶一次,这样比较符合婴儿胃肠排空规律。当婴儿睡眠时间过长或母亲感到乳房太胀时,母亲要叫醒婴儿喂奶。

按需哺乳,可使母亲乳头经常得到婴儿的吸吮刺激,增加乳汁分泌。所以 WHO 和联合国儿童基金会发出声明,大力提倡按需哺乳,乳汁不足时,应多吸吮乳头。

112.哺乳的姿势有哪些

喂奶的姿势很重要。因为不正确的喂奶姿势,可使母婴感到疲劳。尤其是初产妇,必须一开始就学会正确的喂奶姿势。喂奶姿势有仰卧位、侧卧位及坐位。不管采取什么姿势喂奶,都要使母子感到舒适。

(1)仰卧位:婴儿扑睡在母亲身上,母亲双手抱住婴儿,使其嘴巴对准乳房。

(2)侧卧位:母子均需侧卧,母亲用手臂抱住婴儿,使婴儿整个面部向着母亲的胸部。母亲应用手托住婴儿的肩背部,而不是托住其后脑勺。侧卧位喂奶不可让婴儿养成含着乳头睡觉的习惯,否则,不仅有堵住婴儿鼻孔造成婴儿窒息死亡的危险,还会给日后断奶造成困难。

(3)坐位:母亲将婴儿抱在怀里,使婴儿呈半坐卧位姿势,不要平躺。母亲坐的椅子不宜太软,最好是靠背椅并要有扶手,用于支持婴儿。一手托着小孩,另一手的拇指和另四指托着乳房,上面的拇指稍向下压,这样可以避免乳房堵住婴儿的鼻孔,也可避免奶水喷出太猛呛着孩子。

113.怎样才算母乳喂养有效

人工喂养的婴儿每天吃多少奶,妈妈可以非常准确地掌握。但母乳喂养的婴儿每天能吃多少奶、是否吃饱了,妈妈往往心中没底。单纯从婴儿吃奶时间的长短来判断母乳喂养是否有效是不可靠的,因为有的婴儿即使吃饱了,也喜欢含着乳头吸吮着玩。那么应该怎么判断呢?一般可以从以下几个方面来判断:

一是看婴儿体重是否按月增加,并且达到了相应阶段婴儿体重的正常值。

二是看婴儿吃完奶后情绪好不好,是否能安静地睡两三个小时或玩耍一会儿。

三是看婴儿大便是否呈正常的黄色软膏状。

四是看婴儿吃奶时间是否过长,比如30分钟以上,一般喂奶时间在15~20分钟为宜。

如果以上几个问题的答案都是肯定的,那么你的母乳喂养是有效的。

母乳喂养无效现象可能有:大便变稀、发绿,次数增

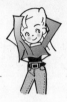

加;吃完奶后情绪仍不好,很快又因饥饿而啼哭;体重不增或增长缓慢等。

114.影响乳汁分泌的因素有哪些

(1)乳房发育不良、乳房小,乳腺腺体少,乳汁自然少。

(2)不良的精神状态和过度的体力消耗,使大脑皮层处于抑制状态,从而影响了乳汁的分泌。

(3)产前身体虚弱或患有贫血等慢性病,或产后大出血,气血耗损,体质格外虚弱,影响产后泌乳。

(4)产后头三天大量排尿、出汗,身体丧失大量体液,血液浓缩,这时又没有及时地补充水分,而引起少乳。有些产妇误认为麦乳精营养好,过量冲饮,也可引起少乳。

(5)有些药物如阿托品、颠茄、乙蔗酚等,均可使乳汁分泌减少。

(6)产妇穿着人造纤维做的胸罩和内衣,纤维颗粒进入乳头塞住乳腺管。

115.乳头受伤怎么办

一般来说,乳头受伤是喂养不正确造成的。由于乳头破损,每次哺乳母亲都会感到乳头疼痛,不敢哺乳而引起乳汁淤积。细菌由裂口进入乳房,又可导致乳腺炎。那如何防治呢?

开始哺乳时应注意乳头的清洁卫生。哺乳前,用温开水擦洗乳房及乳头,每次哺乳时间不要太长,要有正确的哺乳姿势,婴儿应将乳头及大部分乳晕含入口中,每次喂奶后,将乳汁涂于乳头上。如乳头轻微破裂,仍可哺乳。但每次哺乳后局部涂10%复方安息香酸酊或10%鱼肝油铋剂,下次哺乳前洗净。皲裂严重者应暂停乳头破裂侧乳房的喂奶,用吸奶器吸出乳汁来喂孩子,或用玻璃奶罩间接哺乳。如有红肿、发热等继发感染,应及时诊治。

防治乳头皲裂最好的办法是正常的喂养姿势。出现乳头破损后还可采取以下方法治疗。

(1)珠黄散适量敷破裂处。

(2)锡类散适量敷破裂处。

(3)地棉草15克研细末,鸡蛋清适量调敷破裂处。

(4)莲花莲蓬外皮适量,洗净,炒研为细末,外敷乳头处。

(5)鲜荸荠适量,洗净捣汁频涂患处。

(6)南瓜蒂适量,晒干,烧灰,研成细末,用香油调敷患处。

(7)南瓜藤须一把,食盐少许,将南瓜须同盐捣烂,加少许水煎汤顿服。

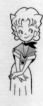

116.怎样预防乳汁淤积

当乳腺不断分泌乳汁时,如遇到乳腺管不通畅时,乳

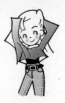

汁不能及时排出而郁积在乳房内，而导致乳房充盈、肿胀、硬结，有时在乳房部可摸到大小不等的硬块，自觉胀痛明显。疼痛会使产妇失去乳母喂养的信心，应及时寻找原因。常见原因有：乳汁分泌过多；产后未能哺乳；喂养姿势不正确导致乳头皲裂，不敢喂养；每次喂奶后，乳房内仍有许多奶，使乳房不能经常排空；不是按需喂养，使乳汁蓄积过多。

预防乳汁淤积的办法有以下几点：①产后30分钟内及早喂奶；②要有正确的喂养姿势，使孩子吸吮良好，在孩子吃到更多的奶的同时，解决了乳房胀痛问题；③按需喂养，婴儿肚子饿时和母亲感到乳房充满时就进行哺乳，不规定喂奶次数和时间；④如果孩子实在吃不空，应将多余的奶吸出；⑤尽早纠正乳头内陷、内翻等；⑥掌握产妇发奶食物，如鱼汤、鸡汤等，由少而多。

117.发热时可以哺乳吗

产后发热由多种原因引起，若高热全身症状严重时必须暂停哺乳，待查明原因，体温下降、症状减轻后方可继续哺乳。但在停止哺乳期间应按时挤取或吸出乳汁，以利于继续母乳喂养。

(1)产褥感染：大多数药物都可进入乳汁，所以治疗药物的选择应以对婴儿无害为原则，如青霉素、氨苄西林和头孢菌素类抗生素等，一个月之内不用磺胺类药物，也不用四环素和氯霉素。鼓励产妇多饮水和进食，并不禁止母乳喂养。

（2）乳腺炎：早期仍可哺乳。如发生脓肿，乳房分泌的乳汁可混有大量致病菌，婴儿吸了容易得病，必须停止哺乳，但健侧乳房仍可喂哺。

（3）上呼吸道感染：应立即给予有效安全的抗生素和感冒药，同时允许母乳喂养。如将婴儿和母亲隔离，婴儿反而得不到乳汁中的抗感染物质。

118.母乳不足怎么办

即使母乳喂养的条件都已具备，若乳汁分泌不足，仍等于零，母乳喂养还是不能成功。除了乳腺本身发育不良外，只要能做到以下几点，母乳的质和量肯定会提高。

（1）早喂养：婴儿出生半小时内即开始吸吮，婴儿的有力吸吮能刺激乳母脑垂体分泌催乳素，从而使乳汁分泌量大增。

（2）勤吸吮：吸吮次数越多，乳房排得越空，则产乳越多。同时婴儿吸吮的姿势要正确。只有规律地让婴儿吸吮乳头，才能反射性地促使乳腺分泌，维持足量的乳汁。

（3）哺乳期要有充足的睡眠和休息，多晒太阳，起居饮食要有规律，避免过度疲劳。

（4）给予营养丰富的饮食，多吃鸡汤、猪蹄汤、鲫鱼汤及新鲜的蔬菜和水果。

（5）保持精神愉快，避免生气。

（6）夜间也要坚持给婴儿喂奶。

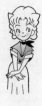

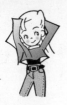

(7)每次喂奶一定要把乳房吸空,若奶水过多或因其他原因不能吸空的时候,可以用吸奶器把剩余的奶吸出。

(8)服用有效的催乳剂,也可请医生针灸。

(9)按摩乳房,在孕7个月时,就应开始进行乳房的护理与按摩。按摩时应围绕乳房作均匀的螺旋式的按摩运动。每日1~2次,每次5分钟,可促进乳房血液循环和乳腺发育。

119.工作后怎样坚持母乳喂养

许多妈妈在婴儿4个月或6个月以后,产假期满就得回单位上班了,这时妈妈就不便按时给婴儿哺乳了,需要进行混合喂养。而此时婴儿正需要添加辅食,如果喂养不当,很容易引起消化不良。同时,这个时期婴儿体内从母体中带来的一些免疫物质正在不断消耗、减少,若过早中断母乳喂养会导致抵抗力下降、消化功能紊乱,影响婴儿的生长发育。

这个时候的喂养方法,一般是在两次母乳之间加喂一次牛奶或其他代乳品。最好的办法是,如果条件允许,妈妈在上班时仍按哺乳时间将乳汁挤出,或用吸奶器将乳汁吸空,以保证下次乳汁能充分分泌。吸出的乳汁在可能的情况下,用消毒过的清洁奶瓶放置在冰箱里或阴凉处存放起来,回家后用温水煮热后仍可喂哺。每天至少应泌乳3次(包括喂奶和挤奶),因为如果一天只喂奶一两次,乳房受不到充分的刺激,母乳分泌量就会越来越少,不利于延长母乳喂养的时间。

总之,要尽量减少牛奶或其他代乳品的喂养次数,尽最大努力坚持母乳喂养。

120.月子里产妇应该吃什么

"坐月子"是妇女的特殊生活阶段,对饮食要求是富于营养且容易消化,逐步适应逐步增加。产妇每天需要的热量约为12552千焦(3000千卡),其中应包括蛋白质100~200克、钙质2克、铁15毫克。每日包括主食500克,肉类或鱼类150~200克,鸡蛋3~5个,豆制品100克,豆浆或牛奶250~500克,新鲜蔬菜500克,每顿饭后吃水果1~2个。

要注意食物的烹调。可根据各地习惯做到多样化,且色、香、味、形俱全,以提高产妇的食欲;还要注意粗细粮搭配,荤菜素菜夹着吃。过甜过咸均不宜吃。夏季吃水果洗净去皮即可吃,不需加温。冰箱里刚取出的水果,应放在室温中过一会儿再吃;冬季,水果在温水(40℃左右)中浸泡20~30分钟温透,方可食用。

为了保证母乳喂养,应多补充带有汤水的食物,如鸡汤、鱼汤、排骨汤、猪蹄汤、蛋花汤、豆腐汤等。餐间及晚上加点心或半流质食物。

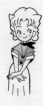

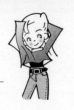

121.产妇吃多少红糖较为适宜

祖国医学认为"胎前一团火,产后一块冰"。产后失血伤气,真气大损,阳气不足,机体得不到足够的阳光温煦,而感畏寒、肢冷、怕风等症状。另一方面,由于阳气虚弱,脏腑、器官功能相对减弱,人体抵抗力低下,容易产生多种虚寒症。故产后宜温补、忌寒凉。红糖含钙、铁、锰、锌等元素,被吸收后,释放能量快,很快使全身温暖,活血化瘀,使恶露引畅,既能补血,又因含有丰富的碳水化合物能提供给热量,是两全其美的佳品。

但服用数量必须有节制,一般控制在产后 7~10 天为宜。因长时间地服用红糖水,对产妇的子宫复原不利。红糖水的活血作用会使恶露的血量增多,容易造成失血性贫血,同时也会使产妇体内的热量增加而发胖。

122.产妇可以吃桂圆吗

产妇可以吃桂圆。桂圆含有丰富的糖分和维生素、矿物质,营养丰富。中医认为,桂圆性温、味甘,有补心安神养血益脾之效,视为滋补良品。产妇产后体虚阳气不足,气血、脾胃虚弱,宜温热,故用性温助火、养血益脾的桂圆是最好不过的,对产后恢复十分有利。

如果产后 3~4 天瘀血未净,体质虚弱,属多虚多瘀的现象,可先吃些清淡质软易消化的食物,待胃肠功能有所恢复,1周后可逐渐进食桂圆汤、桂圆等,促进气血的化生,促进脏腑组织功能的正常进行和生殖器官的修复。

123.产褥体操怎么做

健康的产妇在产后6~8小时即可坐起。24小时后即可下床活动。有感染或难产手术的产妇,可推迟2~3天后再下床走动。下床后即可做产褥体操。

(1)呼吸运动:仰卧位,两臂伸直,放在体侧,深吸气使腹壁下陷,而内脏牵向上方,然后呼气。

(2)举腿活动:仰卧位,两臂伸直,放在体侧,左右腿轮流举高,身体形成一个直角。目的是加强腹直肌的力量。

(3)挺腹运动:仰卧位,双膝屈起,双足平放在床上,抬高臀部,使身体重量由肩及双足支持。目的是加强臀部的肌力。

(4)缩肛运动:仰卧位,姿势同上。两膝分开,再用力向内合拢,同时收缩肛门,然后再将双膝分开,并放松肛门。目的是锻炼盆底肌肉,预防肌肉松弛及尿失禁。

(5)仰卧起坐:仰卧位,双手叉腰坐起。目的是增强腹直肌张力,减少腹部脂肪。

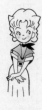

(6)膝胸卧位:俯卧位,双膝分开着床,胸贴于床面,头偏向一侧。可在产后10~14天开始做,每日2~3次,每次10分钟。目的是防止子宫后倾。

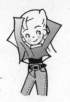

做保健体操要循序渐进,不可心急。刚开始做时,每个动做5~10次,每天1~2遍,以后逐渐增加到每节操15~20次,每天3~4遍。一般做3个月左右。

124.产后用腹带可以帮助腹部恢复吗

爱美之心,人皆有之。不少年轻的妈妈,产后即用腹带、健美裤将自己的腹部紧紧缠住,认为这样才能恢复松弛的腹部。其实,这样做不但不能恢复,还可以引起多种妇科疾病。

怀孕后,随着胎儿的生长发育,子宫的容积和重量分别增至孕前的182倍和200倍左右。固定子宫的韧带也相应地变软和伸展。分娩后,子宫需至6周后才能恢复正常大小;而固定子宫的韧带,因孕期过度的伸展,而比孕前松弛了;阴道及盆底支持组织,因分娩时过度伸展、扩张及损伤,其弹性也不能完全恢复到孕前状态;而产后腹部松弛约需6~28周才能逐渐恢复。

因此,产后束腹不仅无助于恢复松弛的腹部,反而因腹压增高,极易导致子宫下垂、子宫严重后倾后屈、阴道前后壁膨出等。还能造成生殖器官正常位置的改变,使盆腔血液运行不畅,抵抗力下降,易引起附件炎、盆腔炎、盆腔瘀血等妇科疾病。

此外,孕期代谢功能旺盛,除供给孕妇自身的营养和胎儿所需外,还能积蓄5000克左右的脂肪为妊娠晚期、分娩和哺乳期提供能量。这些脂肪并不会因产后使用腹带而丢失。

125.怎样防止新生儿吐奶

新生儿吐奶是父母经常碰到的一个问题，吐奶可以是生理现象，但也可能是病理现象(如新生儿消化不良、幽门痉挛、肥大性幽门狭窄等)。

新生儿容易发生呕吐与新生儿期消化系统解剖生理特点和大脑皮质发育不成熟及协调功能较差有关。新生儿的胃呈水平位，胃入口处的贲门部肌肉较松弛，胃出口处的幽门部肌肉相对较紧，胃容量小，而新生儿吃奶时又常常吸入空气，以及喂完奶后过多的翻身，都会引起新生儿溢奶。

大多数新生儿吐奶多与喂养不当有关，不必治疗。为了减轻溢奶或吐奶，喂奶前先换好尿布，尽量抱起婴儿使之身体处于45度左右的倾斜状态，胃里的奶液自然流入小肠，每次喂完奶后将婴儿直立抱起，轻轻拍背，等婴儿打嗝或嗳气后再轻轻放下，尽量少翻动其体位。

如婴儿吐奶时，从嘴喷出好远，量多，甚至吐出胆汁，就应及时诊治。常见的有胃内吸入羊水、先天性消化道畸形、颅内疾病等。

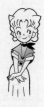

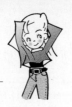

126.如何预防红臀

红臀俗称"尿布疹",是新生儿常见的皮肤病。因新生儿的皮肤薄而嫩,皮下的血管丰富,如稍有摩擦或长时间潮湿,可致局部皮肤受损和细菌感染。大多与大小便长期浸渍、应用带有刺激性的清洁剂、使用粗糙的尿布或不透气的塑料布或橡皮布等有关。腹泻的婴儿更易患此病。

预防的办法是:大小便后及时更换尿布,尤其是大便后,应用温水清洗,保持臀部清洁干燥;不用肥皂、不用塑料布或橡皮布直接接触臀部皮肤。

一旦发生红臀,应换尿布,保持臀部干净,局部涂以5%鞣酸软膏或强生护臀霜。

127.怎样给婴儿换尿布及穿衣服

给婴儿换尿布时,应用大拇指及中指紧握其两脚踝,用温水轻轻由前向后清洗生殖器部分 (女孩尤为重要),抽出被污染的尿布,再将干净的尿布展开垫在婴儿的臀部下边,涂上婴儿油或5%鞣酸软膏,然后将尿布拉高到两腿之间,将尿布固定好。固定尿布时须注意不要太紧,以免影响婴儿呼吸。

给婴儿穿衣服时,动作要轻柔,要顺应其肢体的弯曲和活动方向,不要强拉硬拽,要一部分一部分地换。脱下一只袖子应接着穿上一只干净衣服的袖子,尽量减少暴露时间。特别要注意腹部保暖。

128.怎样给婴儿洗澡

婴儿在进行盆浴时,室温应在 25℃,水温在 38℃左右。在把婴儿放入水中之前,先洗脸,然后将婴儿的下肢缓缓放入水中, 使其逐渐适应水中环境。在给婴儿洗头时,应保护好耳朵,避免水进入耳道。洗完后,将婴儿抱出浴盆,放在床上,用细软的毛巾擦干,在身体皱折处搽上爽身粉。

129.新生儿皮肤发黄要送医院吗

新生儿皮肤发黄在医学上称之为黄疸。新生儿黄疸有生理性黄疸和病理性黄疸之分。

正常的新生儿出生后 2~3 天皮肤开始发黄, 表现为面部、躯干及四肢的轻度黄疸, 一周内消退。这是生理性黄疸,可不治而愈。早产儿,有头颅血肿或有过窒息的婴儿,黄疸较深,持续时间也长,半个月或 20 天不等,但只要精神无异常,吸奶能力强,大小便正常,而且黄疸日渐变浅,也属生理性黄疸。

若一出生就存在黄疸并且迅速加深, 而口腔黏膜很苍白, 呼吸急促,心跳快,这就是病理情况,是母婴血型不合引起的新生儿溶血症,应紧急送往医院抢救。出生一周或数周后,出现黄疸、进行性或间歇性加剧伴有发热、面

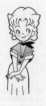

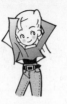

色清灰、不肯吃奶、恶心、呕吐等中毒症状,可能得了新生儿败血症,需送医院。出生时无黄疸,两周后出现黄疸,进行性加深,吃奶尚好,大便逐渐变成白陶土状,这是阻塞性黄疸的表现,可能有先天性胆道闭锁症,需送医院。若新生儿黄疸很深,持续不退,并且神经症状尤为突出,如嗜睡、吸奶无力、肌肉呈瘫痪状,随着病情的发展,有尖叫、目光凝视、肌张力增高、抽筋等症状,这是血中胆红素进入脑组织产生的脑神经损伤症状,可能留有痴呆后遗症。

130.新生儿体重怎么下降了

新生儿出生 2~4 天后,体重往往比出生时减轻 3%~9%,父母大多都很担心。其实,这就是医学上所说的"生理性的体重下降"。原因是小婴儿出生后吃奶少,还会吐出一些羊水、黏液,将胎粪和小便排出体外,通过呼吸和出汗排出水分,造成摄入量少排出量多的情况,因而体重减轻。以后,婴儿只要吃奶好,消化功能正常,体重在 1~2 周内就会恢复正常,父母不必担心。

如果新生儿体重下降超过 10%或 2 周后仍没有恢复到出生时的体重,就应考虑是否喂养不当或有无病态的可能,应及时让医生诊治和指导。

第四部分　产妇保健

131.新生儿脐部潮湿怎么办

新生儿出生后,脐带根部已由接生员进行结扎,消毒和包扎,脐带残端一般在 7 天内自然脱落,末端留下一个脐窝。

脐带在脱落前后,有时会出现一些渗液、渗血,如处理不当,容易引起局部红肿、感染,严重时出现败血症。所以,脐部应当每日消毒 1~2 次,用 5%PVP-Ⅰ棉签围绕脐部从中心以螺旋式擦拭消毒。

对新生儿要注意监测体温,以便及早发现脐部感染。新生儿的新陈代谢比较旺盛,体温比成人高。正常小儿体温为 37~37.2℃,少数小儿一天最高体温可达 37.4℃。如果体温超出正常范围,就已发热,或体温低于 36℃(瘦弱的小儿病情严重时不易反映出),都是症状严重的表现,应立即去医院请医生诊治。

(王东芳)

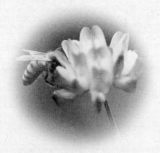

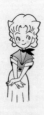

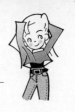

第五部分 围绝经期与老年妇女保健

132.什么是围绝经期

围绝经期是指妇女绝经前后的一段时期，包括临床上、内分泌系统及生理机能开始出现绝经趋势的迹象(40岁左右)，也就是卵巢功能衰退的征兆，一直持续到最后一次月经后一年。它意味着妇女的月经及生育功能的终止。

绝经的过程是在数年内逐渐完成的，月经从一向规律转变为不规律，如周期延长或缩短，月经期缩短或淋漓不止，月经量增多或减少，这标志着绝经过渡期的开始。仅少数妇女可不经过这一过渡期而突然绝经。在这一过渡期内卵巢的排卵功能已逐渐衰退，随后卵巢内卵泡用尽，或剩余卵泡不再发育及分泌雌激素，子宫内膜不再生长增厚，月经便不再来潮。若停经持续1年以上，即称为绝经。绝经后乳房及生殖器官逐渐萎缩，体内其他器官也逐渐发生衰老性变化。

133.出现一阵阵的潮热怎么办

女人50岁前后,进入围绝经期。随着卵巢功能减退,雌激素骤降,导致体内植物神经功能调节紊乱,发生潮热、多汗等一系列症状。潮热表现为突然间(在没有任何预兆的情况下)感到一阵热潮涌上前胸及脖子、脸部、头部,皮肤像着了火一样地烫,继之开始出汗,并可伴有血压升高。这种潮热症状每次持续时间大约十几秒,不超过1~3分钟。这种潮热现象可历时1年,有时长达5年或更长。

可采用补充雌激素的办法来改善症状,也可以试试以下"自我保健"方法:①寻找诱因。潮热多为间歇发作,并因人而异。围绝经期妇女应时常注意自己的一切活动、饮食、环境和情绪等方面变化,发现诱发潮热的行为模式,从而找到克服潮热出现的方法。②衣服调剂。在公开场合潮热发作往往使人感到难堪,这对潮热更如火上加油。因此,不妨穿多层衣服,以便在潮热发作时随时增减。③老年妇女适合穿着天然纤维(棉、毛料)织物的衣服。④避免烟酒。酒精和尼古丁的刺激,会造成血压和精神方面的异常变化,因此,围绝经期妇女不宜饮酒、吸烟,而咖啡、茶等也应少饮。⑤放松心情。当潮热出现时应注意稳定情绪,可采用放松和沉思的方式,想像自己处于凉快的地方,也可以喝一杯凉水等,对于缓解潮热亦有作用。

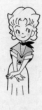

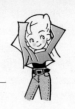

134.脾气急躁怎么办

围绝经期妇女随着卵巢功能的减退，还能引起大脑皮层功能的失调，急躁、失望、易怒是常见的症状。进行自我调节，就能减轻症状。

(1)在日常工作中要注意劳逸结合，生活作息要有规律。饮食、睡眠、工作、学习、活动都要安排得合理而有秩序。饮食上要选择易于消化、营养丰富的食物，少吃动物脂肪，多吃蔬菜;适当地进行锻炼和运动。

(2)要有坚强的意志，注意自我调节。对自己的健康状况，要有全面了解和正确评价。排除紧张消极情绪，做到心胸开阔，心情舒畅。围绝经期妇女需要取得家人的理解，也应多谅解别人的难处，在生活中减少精神刺激，宽松的工作环境、和谐的家庭生活有利于改善症状。

(3)应树立一个时期的生活目标，使自己的生活充实、丰富而有意义。同时，分散自己对各种生理不适的注意。坚持锻炼身体，根据个人体质与爱好来选择合适的活动方法。

(4)如果围绝经期综合征的症状十分明显，可以针对不同的症状，遵从医嘱服用一些药物。适当服用一些抗焦虑药物，调整机体的功能，减轻症状。

135.月经紊乱需要看医生吗

进入围绝经期的女性卵巢功能趋向衰退，排卵无规律,月经紊乱,阴道分泌物减少。月经变化有三种类型:①间歇性闭经,经期短,经量减少,然后慢慢停止;②月经周期不规则,经期延长、经量增加,甚至出现大出血,有时淋漓不尽,然后逐渐减少,直至完全停止;③月经突然停止,以后不再来潮。这些都是围绝经期的正常现象。

但是,围绝经期妇女也是子宫肿瘤好发年龄。不规则的子宫出血,常常是子宫肌瘤、子宫内膜癌和子宫颈癌的临床表现之一。因此,如果发现月经紊乱、月经淋漓不净的现象,不要无所谓,而应及时到医院就诊,以免延误了诊断和治疗。

围绝经期的妇女卵巢功能逐渐衰退,但仍有可能意外妊娠。在绝经前一段时间里,卵巢里仍有卵泡在生长发育,有时还有卵子排出。如果正巧赶上有性交,没有注意避孕,就可以给卵子和精子"相识"结合的机会,则有怀孕的可能。在月经刚开始紊乱的前一段时间里,这种可能性大一些,必须注意避孕。

136.为什么需要补钙

随着年龄的增长,妇女步入围绝经期后,应适量补充钙质。因为以下几点原因:

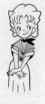

(1)雌激素水平降低。雌激素可以保持骨中钙含量,围绝经期妇女卵巢分泌雌激素逐渐减少,骨钙迅速减少,造成骨质疏松。

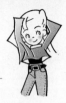

（2）身体运动量减少。妇女在围绝经期活动量减少。对骨骼的机械性压力减弱,骨质吸收速度快,使骨骼造成废用性的疏松。

（3）钙的摄入量减少。由于老年人饮食结构和习惯的改变,胃肠道功能的下降等因素,使进入体内的钙相应减少,为了维持血钙恒定,就必须动用骨骼中的钙,造成骨质疏松。

（4）维生素D不足。由于中老年人饮食变化及户外活动减少,使维生素D的来源及转化都出现异常,呈现相对不足,从而促使骨质疏松的发生。

对于骨质疏松症,预防重于治疗,越早预防越好。同时,要注意养成良好的生活、饮食习惯,每日摄入足量的活性钙,并增加日光照射时间。当然,补钙也不宜过多,不然容易造成泌尿系统的结石。另外,营养和药物固然要紧,但关键还在于锻炼,以保持骨头坚硬,关节灵活,肌肉强劲。

137.绝经后宫内节育器不取出可以吗

宫内节育器(IUD)是我国计划生育工作中应用较多的一种避孕器具。妇女进入围绝经期后,怀孕的概率大大降低,而宫内节育器的副作用就明显表现出来,如分泌物增多、不规则阴道流血、经期延长等,且非药物所能治疗。

宫内节育器对绝经后的子宫有不良作用。子宫体积变小,节育器却不会缩小,很容易发生嵌顿,引起腹痛,甚

第五部分　围绝经期与老年妇女保健

115

至穿出子宫外,产生不良反应,需开腹手术取出。宫内节育器长期在子宫腔内,易造成宫腔感染。假如在绝经期出现子宫异常出血,也要先取环,才能鉴别出血原因——是功能性出血还是有癌变,否则对进一步的诊疗带来一定的困难。

因此,妇女应在绝经 1 年以后,到医院取出节育器。时间越长,取出时遇到的困难将越大,节育器嵌顿的机会也越大。

138.生活起居方面有什么需要注意的

常言道:"生活有节,起居有常"。这虽是一句极普通的健康谚语,但含有深刻的哲理。人到中年,围绝经期妇女更加需要合理地安排工作和休息,做到劳逸结合,减轻围绝经期带来的不适症状,保持身心健康,延年益寿。

首先,在安排工作上要适当限制工作时间和强度,不宜过度疲劳,工作间隙做一些放松的活动。采用脑力劳动和体力劳动相交替的工作、休息方式。

生活、环境与围绝经期健康的关系十分密切。清馨新鲜的空气、赏心悦目的生活环境可以使人性情愉快,身心舒畅。应尽量使住房通风、采光好,温度和湿度适宜,房内陈设简单、整洁、舒适。

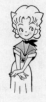

中老年人应早睡早起、定时起居,保证 7~8 小时睡眠,午后再睡半小时。按时定量用餐,避免过饥过饱,晚间不饮用浓茶或咖啡。养成按时大便的习惯;减少便秘的痛

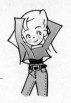

苦。适当地进行体育锻炼。另外,可根据个人的爱好参加一些松弛精神的娱乐活动,如读书、养鸟、栽花、下棋等。

139.晨练时应注意什么

体育锻炼对增进人体健康,预防早衰起着重要作用。下面介绍中年人进行体育锻炼的几个要点:①要选择空气新鲜的晨练场所,避免在雾多的江边,车辆频繁往来的马路上进行锻炼。②晨练最好在太阳升起后,因为日出后植物开始光合作用,释放氧气,这时才适宜锻炼。③晨练前应补充一些水分和食物,早晨机体处于脱水、空腹状态,血液浓缩、流动缓慢,容易诱发高血压、脑溢血、心肌梗死等。晨练前喝一杯开水,适量吃点东西,可避免晨练中诱发以上疾病和发生低血糖症等意外事故。④做好运动前的准备活动,可以使周身的毛细血管打开,肌肉关节随之放松。免于发生运动损伤事故。⑤晨练形式应当多样,运动量适度。速度、力量、灵敏、柔韧练习可穿插安排,以慢跑、徒手操、舞蹈、太极拳、气功等为宜。⑥身体有病时,如感冒发烧或身体特别疲劳时,应暂停锻炼,待身体恢复后再进行锻炼。⑦晨练后不要立即洗浴,大汗淋漓时,体表毛细血管扩张,如机体受冷水刺激,易发生感冒、气管炎、肺炎等疾病。

140.年纪大了还需要修饰吗

50岁以上的妇女,开始逐渐步入老年的行列。她们大多不加打扮,认为人老珠黄再美容打扮会惹人说笑,这是极为错误的观念。

其实老年妇女,虽然青春已逝,然而她们老成持重、端庄成熟,再注意外貌修饰,改善自己的形象,配上色调和谐、款式得体的服装,梳理整齐的发型,略施粉黛,更能打扮出如晚霞般的美丽。潇洒、大方的仪容和典雅、得体的服装展示出老年人特有的风度气质、文化内涵和审美情趣。不论从心理或生理上,都能给自己带来极大的益处,这是延缓衰老不可缺少的精神因素。科学家们研究发现,人在心情愉快时,机体可分泌有益的激素,能把血液的流量、神经细胞的兴奋以及脏器的代谢活动调节到最佳状态,并可增强免疫系统的功能,提高抗病能力,从而可以延年益寿,提高老年生活质量。

所以,老年或即将步入老年的朋友们,要更新观念、爱护自己的形象、关注身心健康,尽可能地把自己打扮得漂亮一点,让失去的青春在晚年生活中重现光彩。

141.为什么老年人易患阴道炎

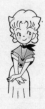

老年性阴道炎常见于绝经后的老年妇女,因卵巢功能衰退,雌激素水平降低,阴道壁萎缩、黏膜变薄、分泌物

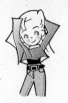

减少,阴道内酸度下降,局部抵抗力降低,致病菌容易入侵繁殖引起炎症。表现为:①阴道分泌物增多呈淡黄色,严重者可有血样脓性白带;②外阴有瘙痒或灼热感,检查时见阴道上皮萎缩、变薄,皱壁消失;③阴道黏膜充血,有小出血点,有时有浅表溃疡。

因此,老年妇女在生活中要特别注意自我护理,讲究卫生,减少阴道感染的机会。①发生外阴瘙痒时,不要用热水烫洗外阴,这样会使外阴皮肤干燥粗糙,不久瘙痒会更明显。宜使用温水清洗外阴。②平时注意卫生,每日换洗内裤,内裤要宽松舒适,选用纯棉布料制作。③由于老年妇女阴道黏膜薄,阴道壁弹性降低,因此过性生活时有可能损伤阴道黏膜及黏膜内血管,使细菌乘机侵入。可以在性生活前在阴道口涂少量润滑剂或雌激素软膏以润滑阴道,增强抵抗力。

142.为什么会有性交疼痛

很多老年妇女在被问及性生活情况时,会说"人都老了,哪还有这种事情"。其实性生活并不是青年人的专利,老年人有性生活是很正常的事。只是有些妇女会出现性交疼痛、性交困难等问题,影响了性生活的质量。

绝经后的老年女性,因卵巢功能衰退,分泌的性激素减少,导致阴道壁萎缩、失去弹性;阴道黏膜变薄,阴道渗液减少,导致阴道失去润滑而干涩。所以,在性生活前性刺激不够或爱抚时间过短时,阴道不润滑,性交时就会产生粗糙不适感和性交疼痛,甚至造成阴道损伤而出血。

为了能有和谐而美满的性生活,老年人性交动作一定要缓慢轻巧,可以酌情使用雌激素药膏以及其他润滑剂;女性可以在医生的指导下,进行短期的雌激素替补疗法。

143.绝经后再有阴道出血怎么办

阴道出血是妇科常见的症状之一。对于这种不正常的阴道出血,应提高警惕,特别是绝经一段时间后,又发生阴道出血就更应引起注意,可能是恶性肿瘤的一种表现。

绝经后阴道流血常见的原因有:老年性阴道炎、慢性宫颈炎、子宫内膜炎、功能性子宫出血、子宫颈癌、子宫内膜癌、卵巢癌等。

绝经期的妇女一旦出现阴道出血现象,哪怕只有一次,无论量的多少、色的深浅,连续出血还是间断出血,都要引起高度重视,及时去医院妇科进行检查,以便早期诊断、及时治疗,绝不能掉以轻心。

144.什么是子宫脱垂

子宫脱垂是中老年妇女的常见疾病,是子宫从阴道脱出来了,不是肿瘤,它可由分娩时产伤、难产,分娩次数过多,慢性咳嗽,习惯性便秘或长期从事蹲、站工作,迫使

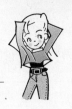

腹压增高而引起。

子宫原来之所以没有脱出是由于它有4对像带子一样很有力量的韧带将它固定在骨盆腔里，骨盆底又有许多组织支撑着子宫。然而，绝经后卵巢功能衰退或停止，雌激素分泌不足，使盆底肌肉及组织变得薄而没有力量，盆底筋膜坚韧度减退，子宫韧带也就没有了弹性，再加上腹压增高，所以就从阴道脱出来了。

对于轻度子宫脱垂的妇女保持外阴清洁是简单而又最基本的治疗。用温水坐浴，改善会阴及盆腔的血液循环，有利于脱出子宫的复位；还应减轻腹压，保持大便通畅，积极治愈慢性咳嗽，加强体育锻炼。较严重的子宫脱垂应去医院就诊，进行手术治疗。

145.咳嗽时为什么会有尿液流出

有的上了年纪的妇女在咳嗽、打喷嚏、大笑、痛哭、奔走、甚至大声说话时，尿液就会无法自制地流出，此症状医学上称张力性尿失禁。妇女绝经后，卵巢功能衰退，体内雌激素减少，致使尿道肌肉、尿道周围及盆底组织萎缩，其膀胱和尿道括约肌收缩无力，当腹部和膀胱内的压力骤然上升，尿液就不由自主地外流。另外，有过多次分娩和曾做过泌尿生殖器手术的妇女也会发生尿失禁现象。

老年妇女应以积极预防为主：①除进行适合于自身的活动外，每日应进行深吸气后用力收缩腹肌、臀肌、会阴肌,以增强尿道部位肌肉力量。②减轻腹压,积极治愈慢性咳嗽、顽固性便秘,这样可避免屏气状态下的腹压增高;不要憋尿;避免搬、提、移重物。③预防和延缓老年妇女张力性尿失禁应从中青年开始,保持标准体重,保证足够睡眠,戒烟、戒烈性酒等,饮食以低脂、低盐、低热量和富含维生素的食物为宜。

(吴 瑛)

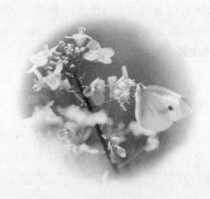

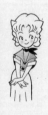

图书在版编目（CIP）数据

妇女保健小手册／张丽萍主编. —杭州：浙江大学出版社，2005.4（2012.5重印）

ISBN 978-7-308-03691-7

Ⅰ.妇… Ⅱ.张… Ⅲ.妇女－妇幼保健－手册 Ⅳ.R173－62

中国版本图书馆 CIP 数据核字（2005）第 028971 号

妇女保健小手册（第二版）

张丽萍 主编

责任编辑	严少洁	
封面、版式设计	刘依群	
出版发行	浙江大学出版社	
	（杭州市天目山路 148 号 邮政编码 310007）	
	（网址：http://www.zjupress.com）	
排　　版	杭州中大图文设计有限公司	
印　　刷	杭州富春印务有限公司	
开　　本	787mm×1092mm　1/32	
印　　张	4.5	
字　　数	90 千	
版 印 次	2012 年 5 月第 2 版　2012 年 5 月第 3 次印刷	
书　　号	ISBN 978-7-308-03691-7	
定　　价	15.00 元